U0137147

華志文化

華志文化

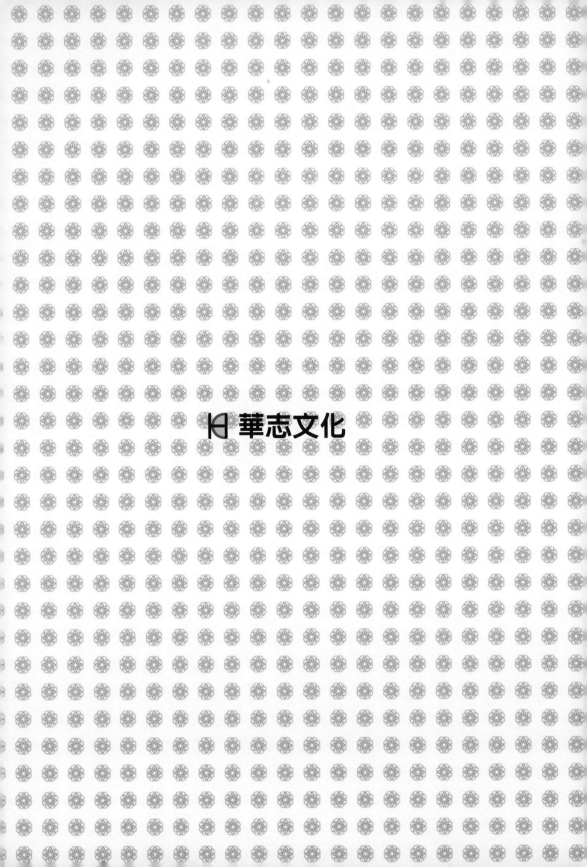

微妙的力量

大自然生命療癒法則

陳瑋　編著

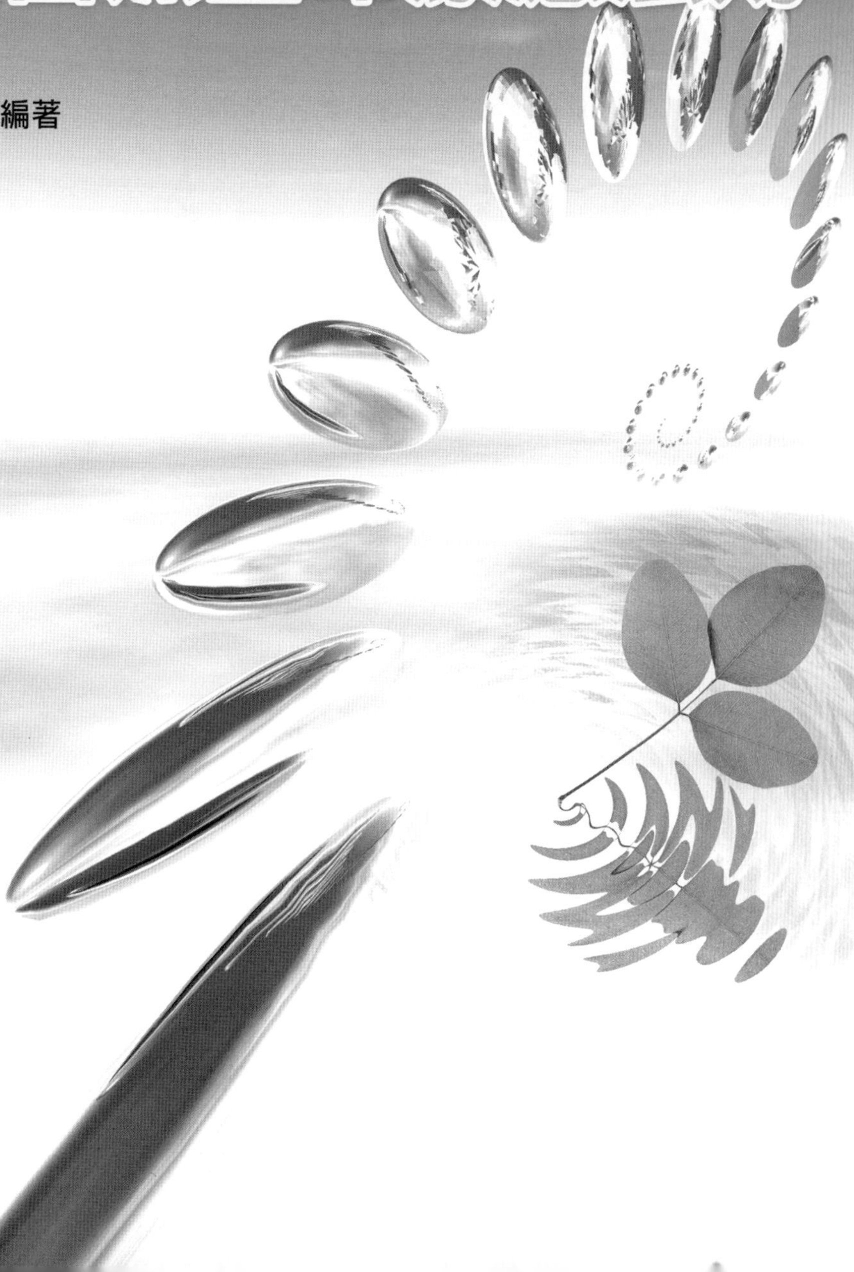

老祖先的生活智慧
是現代人必學的健康養生寶典

來自古老延續現代
屬於知識也是專業
既是科學乃至玄學

讓生命的活動回歸大自然
從神性來啟動療癒系統
我們將能夠恢復身、心、靈純淨和諧的狀態

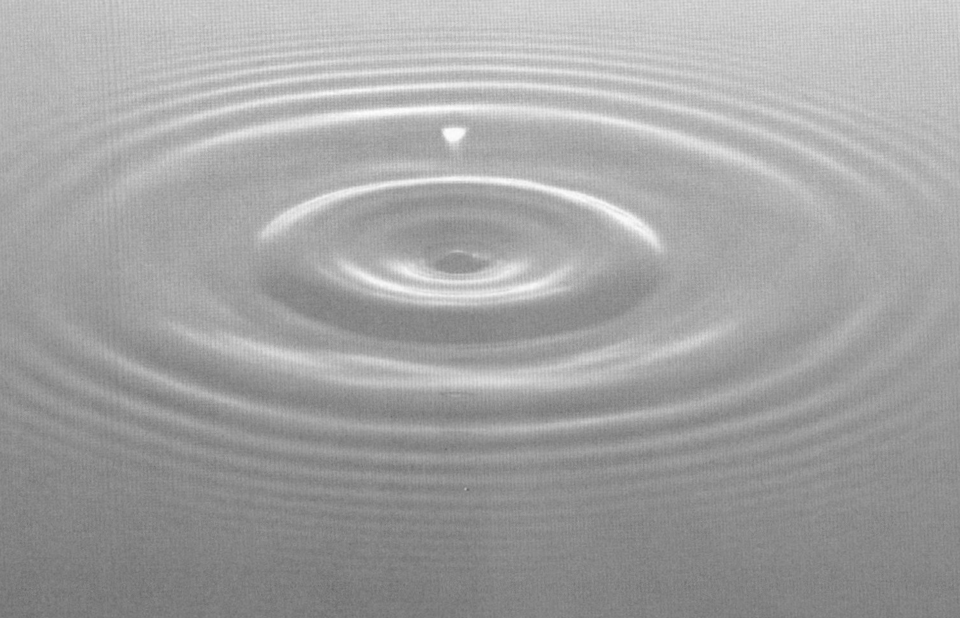

序言

在這個新的時代，工業革命改變了人類的生活方式，讓我們享受許多科技文明帶來的便利。當我們為生活而奔波，努力工作的時候，很容易慣性讓生命形成機械式的運轉，而看不到內在較深層的自己。因此，人類的身心活動逐漸遠離了自然，人與人的關係疏遠了，甚至無法認識真實的自性！此時，我們需要認真思考，重新建立生活觀，別讓不符合自然法則的生活型態破壞了身心健康；而人類如何與宇宙一切萬物和諧相處，對現代人而言更是個重要的課題。

人類學家隆納．萊特（Ronald Wright）說：「一次獵殺一頭長毛象，是生存；一次獵殺兩頭長毛象，是進步；但一次獵殺兩百頭長毛象，則是進步過了頭。」

在社會文明進步下，我們雖然擁有各種先進的科技與醫療設備，但是，人類所面臨的最大挑戰——壓力與健康問題，從未獲得真正的改善。西方醫療系統是目前全球的主流醫學，這套以科學為核心的醫療體系，近百年來的運作方式似乎忽視了生命的整體性；由於西方醫學的理論基礎是建立在解剖學之上，然而，「人」不是一部機器，而是集合「身、心、靈」的動態生命體。

西醫對生命的認知全由「冰冷」的人體實驗中得來，這彷彿是對「生命」兩字形成莫大的諷刺，而且現代的中醫也逐漸西醫化，使得中醫似乎也失去了核心精神。如今，醫療機構對待疾病的態度通常採取對抗策略，西醫對健康的定義乃是由上百種標準值的建置：身體質量指數、骨質密度、血液成份等等，許多人各種數值都在正常範圍，可是白天仍然沒精神，晚上也無法入眠，不是這裡痠、就是那裡痛，一個健康的人怎麼還會感覺全身不舒服！難道人只要生病就只能任憑醫生擺佈？治標不治本的現況普遍存在於世界各地的醫療場所，也衍生了許多的副作用與後遺症，現代醫學實在有太多的盲點，這種處境若再不改善，後果實在令人堪憂。

自己在十多年探索生命真相的旅程，一路走來起起伏伏、跌跌撞撞，身心也曾一度陷入病痛與煩惱的折磨，期間數次求助中、西醫都未見成效。一直到近年來經歷了一連串的心靈體驗，發現天地間確實存在一種微妙的力量，並且讓我體悟到健康與快樂的真諦，於是我把跟這股造化力連結的原理稱為「大自然生命療癒法則」。

多數人並不清楚人體的運作模式，事實上，身心是一體的，它們之間的關係非常地密切。

真正的健康是身、心、靈的和諧，任何人要獲得健康，必須俱備正確的認知，病痛不能只靠藥物解決，健康也無法依賴營養素來維持，療癒需要生命活動全面的轉變。大自然所有的生物都擁有依靠自身的生命力，修復缺損及擺脫疾病和痛苦的本能。當然人類與生俱來也俱備這樣的自我療癒系統，但大部分的人都太依賴科學，不願相信我們擁有這種天賦潛能，以致身心飽受藥物的摧殘。

現代外科之父法國醫生帕雷（Ambroise Paré）說：「醫生替病人包紮傷口，使傷口痊癒的則是神。」——這個神即是神性。要想獲得健康快樂的人生，而不是天天與病魔抗爭，那就一定要開啟我們的神性系統，生命自療本能才是最好的醫生。

不懂醫學不代表不能養生，大自然原本就存在一套健康法則，只是生活節奏快速的現代人似乎對自己的身、心、靈都失去了覺知，在這裡我們以傳承自中國古老文化的智慧——「精、氣、神」三個層次，來探索從古至今人類如何面對生老病死的課題，以「生命能」為核心，並遵循古老的方法——「師法自然、反璞歸真」，恢復生命本來健康富足的狀態。

在此，特別感謝我的精神導師——洪寬可老師，以及古今聖賢所留下的經典，透過先哲的經驗傳承，藉著本書將人類遠古祖先的養生智慧，分享傳遞給更多的有緣人，以期獲得病痛的改善與擺脫煩惱的枷鎖，也希望讀者能夠在生活中具體實踐，相信很快就能發現健康真正的本質與內涵。接下來，請跟著我們來進行一趟探索生命療癒之旅。

目錄

一．疾病的眞實涵義

「所有疾病都是人體不協調導致的，真正需要治療的是人，而不是疾病。」

——山姆．赫尼曼（Samuel Hahnemann，美國醫師）

1. 說文解字

古人藉由最原始的直觀經驗來認識世界，他們將生活中接收的訊息轉譯成符號，隨著時間演變為文字，由幾乎貼近符號與圖像的漢字，可以理解古人造字的本義最貼近原始涵意。

我們先來一起認識，古人認為什麼是疾病？

「疾」：有一個「疒」字邊，「疒」（ㄔㄨㄤˊ），是床的古字，甲骨文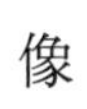像一個盜汗的人躺在床上，篆文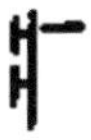簡化字形，在「床」上加一橫指事符號，表示躺在床上。「疒」後來只作偏旁；「矢」（ㄕˇ）是古時候的箭，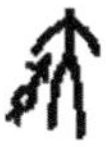像一個人被箭射中。造字本義：中箭受傷，臥床休養；「疾」是形容人遭受到外來因素的傷害。

「病」：也有個「疒」部首，加上一個「丙」，丙像是人的肩膀，也是「柄」的省略，表示抓握的手把。篆文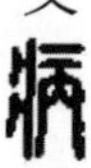造字本義：遭遇憂患，體力不佳。「病」是比喻人體虛弱元氣耗損。

「症」：「癥」的簡化字，癥結，癥候。造字本義：癥候病象。「症」為疾病作用所產生的表徵現象。

「疼」：同「痋」虫是「蛇」的本字，泛指爬行動物。造字本義：使人不舒服的感受。「疼」是指疾病造成的難受狀態。

「痛」：此字裡面的「甬」是「通」的省略。甬是通道，貫穿、相連的意思。篆文造字本義：是形容疼感連到骨頭。痛則不通，「痛」是形容身體深層疼感難受的狀態。

綜合以上可知，古人對疾病的定義：**疾為外傷，較輕微、急速；病為內患，較嚴重、緩慢；症是疾病作用產生的現象，疼痛則是疾病所造成的難受狀態。**透過分析古字所得到的意義，讓我們疾病有了更深層的認識。

2. 症狀≠疾病

「疾病」是外來及內生傷害讓身體處於元氣耗損的狀態；「症狀」則是「疾病」在演變形成過程中具體作用在器官組織上的表徵。事實上，「症狀」可以說是一種警報信號，而「疼痛」則是一種求救訊息。人體的自癒機制，透過「疼痛」與「症狀」這兩種信息形式，來提醒我們已有疾或病的狀態，如果再不妥善處理身體能量的耗損，後續會出現更大的症狀再次警告。人在生病時身體就會在第一時間告訴你，只是我們都忽視它，早一天認識身心的語言，就等於提早讓自己獲得救贖。

所謂「症狀」小到皮癢、頭痛、心悸、過敏、失眠，大到高血壓及糖尿病等等，這一些都是人體內在元氣耗損的警訊。古人常用「頭痛醫頭，腳痛醫腳」來比喻對問題被動應付，不從根本徹底的解決，使用治標的治療方法，難怪疾病一直沒有痊癒！但是，現代醫學卻一再採用這種辦法來處理疾病，以常見的感冒為例，打噴嚏、流鼻水時，診斷鼻子或喉嚨發炎，就開個抗生素；發燒就給退燒藥、咳嗽就給止咳藥、頭痛吃止痛藥。雖然這些不舒服的症狀是壓制了，可是造成症狀的原因並沒有徹底處理，身體終究會再持續發出求救信號。

「很多疾病事實上都是身體強迫排除毒素所產生的症狀，而不是疾病的原因。」

——亨利．畢勒（Henry Bieler，美國醫師）

就像打噴嚏和流鼻水其實都是人體自癒力產生作用的反應。當身體受寒氣入侵時，體內的防護機制會將寒氣透過體液輸送至排泄器官，如果當時的腸道暢通，會先經過腸道將寒氣排出，由於嬰兒的腸道比較暢通，通常透過腹瀉方式進行驅寒；如果腸道裡有太多的宿便，寒氣無法順利排出，只好經由鼻腔來宣洩，這就造成打噴嚏和流鼻水的症狀了。面對這樣的症狀現代人卻把它當成「疾病」來對付，使用藥物將症狀壓制，表面上看似治療好了，實際上病的根源還停留在體內。

幼兒的腸道比較乾淨，所以吃到不乾淨的東西就很容易拉肚子，但是成人卻認為小孩子腸胃不好。事實上，嬰兒時期是人類一生當中自癒能力最佳的階段，我們反而以為他們抵抗力最弱，所以常常感冒生病。千萬別誤會了！胎兒的生命療癒本能其實最精緻完整，而且器官組織都是全新的，只要有一點點的汙染，身體就會啟動自癒系統進行清理。這不僅發生在物質面的部分，就連精神層面的汙染也一樣，這就是為何新生兒特別容易受到驚嚇的原因，可是多數人不瞭解這個淺顯的道理，經常看到黑影就開槍，病急就亂投醫，形成小兒科人滿為患的現象。

當一個人的生命能（元氣）不足時，會直接反映為自癒能力變差。因此在受到外力入侵時，身體能量不足以將外力排出體外，常見的外力如細菌、病毒、寒涼之氣，會直接深入體內影響器官功能，卻沒有產生表層的症狀，等到身體產生病變時已經形成重症。**「症狀」只有在自癒力能夠發揮的時候才會產生，當人體沒有能力排除疾病時，體內能量仍持續在耗損中，卻不一定會有不舒服的症狀。**所以有些人從來沒有感冒，卻出現嚴重的疾病，古人把疾病和症狀分得很清楚，所有四肢五官的症狀，都會被歸納到五臟六腑的疾病，就是這個道理。

3. 現代醫學的瓶頸

十七世紀西方科學家發現了細菌，又在十九世紀發現病毒，接著二十世紀發明了抗生素而大舉控制了傳染病，醫療科學的突飛猛進，從此奠定了西方醫學的地位。同時醫學發展走向以微觀證據為主的方向，所有的技術研究都朝向微小世界去尋找答案。隨著科技進化，科學家發明出越來越精密的設備，醫生開始依賴有形的工具，而忽視了肉眼看不見、儀器檢測不出的各種存在，諸如中醫學所講的精、氣、神。人們也產生了錯覺，認為這些醫療儀器設備的進步，亦代表了醫學越來越進步，只相信診斷工具而被牽著鼻子走，許多人因而延誤了病情。

現代西方醫學將近百年來的發展，解剖學的鑽研雖對人體各部分有了充分的瞭解，對許多疾病的原因卻仍是一團迷；即使能推斷出各種病因，也發展出各種治療方法，但是對於許多慢性病卻未能真正痊癒。西方醫學是所有科學當中最年輕的一門，直到現在還偶爾會有新細菌、新病毒的出現，醫界也仍然不知道怎麼去處理或控制。事實上，現代醫學對心理疾病幾乎束手無策，慣用生化、腦神經傳導的角度來解釋精神異常現象，只是使用鎮定劑讓患者腦部反應變遲鈍，卻沒有病患因此恢復正常，原因在於西醫對於心理異常的認知存有很大的偏差所致。

由於西醫的理論基礎是建立在解剖學和藥理學研究之上，對於疾病採取的策略就是「對抗」；時至今日，只有個別器官或個別系統的學說，並無完整的人體運行的理論模型。例如，認為高血壓的問題出在心血管，治療即著重在如何降血壓；糖尿病的問題出在分泌胰島素的胰臟，於是利用藥物來平衡胰島素的分泌等。這些方法落入「頭痛醫頭、腳痛醫腳」的窠臼，把生命當作一個機械來修理，完全忽視到每個人都是「身、心、靈」的結合體，精密且複雜的人體組織，是具高度智慧與精神性的系統。

「過去一百年來，科技賦予我們的力量，超過每個人最狂野的想像，但是我們的智慧卻沒有增長。」

——彼得・聖吉（Peter M.Senge，管理學家）

古代中國文化強調人——社會——大自然和諧平衡。傳統中醫學在這樣的背景下形成發展，將人體自身，以及人體與自然界看作是不可分割的整體。中醫學是一門具有東方文化精神的學問，擁有完整的理論、診斷和治療，運用綜合分析，以宏觀角度來研究人體內在聯繫，和外在環境之間的關係。不同於現代西方醫學注重局部細節構造，中醫觀點認為人生活在大自然界中，時時刻刻都與外界溝通交流，人類身心的活動跟季節氣候、地域水土，以及精神狀態等因素息息相關。外界發生變化，使人體產生心理或生理反應，就形成了人與外界的關聯性。這就是中醫的天人一體觀。

中國最古老的中醫養生聖典：《黃帝內經》是中醫的指導基礎，具有數千年以上的歷史，它以天人合一、陰陽平衡的觀點貫穿其中，對中醫學理論的奠定有深遠的影響。當中的《素問》第一篇：「上古天真論」，記載了一段內容。黃帝問天師岐伯：「聽說遠古時代的人們都活超過百歲，為何如今我們只活過半百就逐漸老去，而且病痛纏身？」岐伯回答：「遠古的人們懂得養生之道，效法於大自然的陰陽變化；飲食節制、沒有妄念，生活方式符合自然法則，所以形體很健壯，精神也很飽滿，他們能夠達到天賦的壽命。但是現今的人卻不一樣，人們控制不住自己的欲望，把違反自然視為常態，生活沒有規律且精神渙散，當然活到五十歲就開始衰老了。」換句話說，如果我們能夠學習上古人們的智慧，順應大自然生命法則，自然也可以無病安享天年。

《黃帝內經》也是一部生活哲學，它引導我們認識天地宇宙，人體的活動與天地活動關聯密切，統合成整體的生命表現；並指導人們正確的飲食生活，以及應該持有的人生態度。《黃帝內經》認為「精、氣、神」是生命的根本，三者相互影響，並提供身心活動的物質基礎和能量來源。古中醫是以形而上的哲學、神學為核心思想，可是，近幾十年來中醫開始現代化，轉以講求根據實證的科學為理論中心。

哲學或神學是無法以科學方式驗證的，現代的中醫已經看不見傳統中醫的精神，今天我們去醫院看病的時候，有哪一位醫生曾經主動診斷我們的「精、氣、神」哪裡出了問題？在台灣或大陸，許多中醫已經結合西醫，最常見的作法是以西醫的診斷，開中醫的處方。這是個嚴重的問題，對於臟腑的定義，中西醫的觀點完全不同，傳統中醫的診斷必須透過四診，即望、聞、問、切，將所得的臨床資料，加以整理、分析，再經由八綱辨證，指表裡、寒熱、虛實、陰陽四對性質相反的症候，綜合歸納出病情的特徵及變化規律，在判斷過程中，運用當中的一些歸類原則，才能找出真正疾病發生原因，採取正確治療策略。可是中醫西醫化已經變成全面性，這種的本末倒置的醫病關係，讓我們不得不重新找回古老的醫療概念，探索大自然所賦予生命自我療癒之能力。

「藥理與事理相合，醫法與心法不二。」

——中醫古諺

4. 療癒本能

如果身體有了病痛你都怎麼處理？是帶著健保卡找醫生，或者到連鎖藥局直接找藥師？如果說疾病的原因是飲食、習慣及情緒共同作用造成的，要想祛除生病的根源，找醫生或藥局是幫不上忙的。藥物並不能直接治療疾病，而是藉由藥的作用協助人體提昇免疫力及自癒力；醫生無法改變你的習慣，也不能讓你消除憂慮恐懼，這一切還是要自行解決。**疾病最終都是人體的免疫及自癒機制完成痊癒的，並不是醫生或吃藥治療好的。**

大自然中所有的生物都擁有依靠自身的生命力，修復缺損、擺脫疾病的基本能力。當然人類也擁有這樣的療癒機制，但大部分的人太依賴醫生，不願去相信這個潛顯易懂的道理。人類存在地球幾百萬年的歷史中，大多數的時代都沒有醫生，人類經歷過冰河時期，以及各種惡劣環境的考驗，還能夠繁衍存活下來的事實上就是「自然生命療癒系統」存在的最佳證明。即使在醫藥科學發達的今日，生命體主要還是仰賴自我修護的機制，抵禦傷害和疾病的力量，這股力量就是自我療癒能力——簡稱為自癒力。「自癒力」是一種生物本能，不僅包含了免疫力及抵抗力，除此之外，還包括細胞複製再生、修理復原、環境適應、協調能力等等。

所謂的「治療」是一種來自外在的力量，而「療癒」則是源自內在的生命本能。現代醫學是以對抗疾病為基礎，這種方式在治療的過程中，所產生的副作用，反而種下新的傷害。預防勝於治療絕對是維持健康的不二法門。醫生的英文 Doctor，源自拉丁文「教師」，醫者所應扮演的角色是幫助患者暫時緩解症狀，引導患者找到病因，指點人們如何擺脫疾病的困擾，然後由自己來完成療癒過程。

西方醫聖希波克拉底曾提出：「身為一位醫師，在治療的過程中，首先不要再製造新的傷害，其次須尊重自然的痊癒力量。」生命與生俱來即擁有維持健康及克服疾病的本能，當身體失去平衡後，內在免疫系統會自發性地啟動修復的工程，回歸原來平衡的狀態。外來的治療方式確實有助於去除疾病產生的症狀，但卻不能夠使用會產生副作用的方式，而疾病的痊癒仍得靠個體內在療癒系統的啟動來完成。

要想獲得健康快樂的人生，而不是天天都在與疾病纏鬥，那就一定要認識我們的自癒本能。就拿普通的感冒來說，不刻意處理它，一週後也會自然好，時間就是最好的治療劑。我們每個人都有天生的自我療癒系統，生命體的自癒能力是無限巨大的，但您需要真正地相信它，然後靜下心來仔細去尋找它、挖掘它。

科學的進步讓人類的視野變得狹隘，我們越來越依賴儀器的檢查，而不是憑借自身的知覺。我們已經嗅不出四季的差異，感受不到酷熱與寒冷，因為在冷氣房裡四季如春，對大自然的感覺不斷地退化，許多本能也逐漸喪失，其中包括我們的自癒力。

大自然存在著一種生命療癒法則，每一個人天生就擁有不可思議的自我療癒系統，正等著我們去發現它；人體的自癒本能才是最好的醫生，但有個重要的前提，要先俱備一些正確的觀念，然後在到生活中去實踐。

想要尋回這個被鎖碼的本能，需要經過思想的解碼之後，才能解讀身體所要傳達給我們的訊息。如同野生動物在野外生活時，覓食與求生的本能，牠們自己就是醫生。現在，讓我們開始找回人類本來就有的能力，你會發現健康真正的本質與涵義。

「以外來行為抵抗疾病，只有輔助作用，發揮與生俱來的本能，才是痊癒的真正關鍵。」

——永野正史（日本醫師）

5. 生命的內涵

我們在談論健康之前，先建立一個基本理念，相信對多數人來說，健康的意思等於身體沒有病痛，但我們看一下世界衛生組織（WHO）對健康定義：

在生理上、心理上和社會上的完整良好狀態，不只是沒有疾病或者不虛弱。

（Health is a state of complete physical, mental and social well-being and not merely the absence of disease or infirmity）

健康的「健」指的是強壯的身體，而「康」則是安詳的心靈。一個人兩者兼俱，才能算是真正的健康；而療癒的英文「Heal」一詞，源自於單字「Whole」，意指重新回到完整的狀態。（Heal : make whole, to restore to original purity or integrity）「療癒」即是回復原來的純淨或完整的狀態。健康的層次廣泛地連結到個人與思想、價值觀、家族、社會與大自然的關係，進一步達到肉體、精神的和諧狀態，健康其實是一種正確的生活方式。

人類的老祖先自古以來，口耳相傳了一段智慧法語：

生命是一種活動；大自然也是一種活動，
人類生命的活動包含身體的活動與思想的活動。
生活是生命跟外界一切人、事、物互動的過程；
生命及生活都是大自然活動的一部分。
人類一旦脫離了大自然的活動，就是苦痛的開始。

天地之間的一切運行全都是一種活動，人的身體是一種活動，思想也是一種活動，包括人跟人之間的互動也是一種活動；世間的一切人、事、物也是一種活動，也就是說，我們想像出來的一切都是活動，包括：宇宙萬物，日月星辰、風雲雷電、山川田野，以及植物動物都充滿著各式的活動。地球的活動是大自然活動的一部分，人類的身心活動也是大自然活動的一部分。就像海洋的水佔地球總面積的百分之七十，太陽、月球及地球之間的引力產生了潮汐的現象。我們所生活的地球這麼的龐大，都會受到大自然的牽引，人體內的水分也大約佔百分之七十，人是不是也會受到一股力量的影響？不只是人類，哪怕是地球的活動，包括溫度、氣流、風雨、空氣、地底活動等等，都與自然界所有的生物息息相關。

我們的生活其實是生命活動的投影。也就是說，人的生命狀態決定一個人的生活品質。A級的生命，就對應A級的生活；C級的生命，則對應C級的生活；所謂A級的生命意思是說，使用A級的身體與A級的思想，處理生活中的一切大大小小的事物，就會得到A級的結果。因此，擁有不同的內在生命狀態，會產生不同的生活品質，從這裡我們可以瞭解到，原來一個人如果要改善生活品質，讓人生變得更美好，最有效的方法是從提昇生命狀態做起。

「怎樣的思想，就有怎樣的生活。」

——愛默生（Ralph Waldo Emerso，美國思想家）

人類生命體包含身體的活動與思想的活動。所謂身體的活動是指血液循環、新陳代謝、肢體活動等等，各種生理上的活動；思想的活動則是指決策、判斷、情緒等心理上的活動。人類的生活是生命與環境的互動過程，生活其實是生命的延伸。換句話說，每一個人、每一天都是帶著自己的生命體與環境中人、事、物互動著，把一個人從出生到死亡的每一天都累積起來，這樣的過程就叫做「人生」。我們每天忙忙碌碌的目的是為了什麼？不外乎是為了提昇生活品質，也就是改善物質生活品質與精神生活品質。

可是，仔細想想我們奔波努力所做的一切，是否確實有達到幸福的目標！曾經有人問達賴喇嘛：「關於人性，最讓您感到驚訝的是什麼？」，達賴喇嘛回答：「人類，為了賺錢，他犧牲健康。為了修復身體，他犧牲錢財。然後，因擔心未來，他無法享受現在。就這樣，他無法活在當下。活著時，他忘了生命是短暫的。死時，他才發現他未曾好好地活著。」

現代人的思維普遍將生命用來追求成功，定位在事業方面的成就，也就是名與利。可是我們如果深入去瞭解一下，這些已經功成名就的人士，在擁有名利之後，有因而變得更自在快樂嗎？答案卻不一定是肯定的。每一個人都渴望幸福，而幸福是一種整體的概念，人的生命是一種活動，生命的活動包括精神（心理）跟物質（生理）兩種層面，當一個人身心處於豐富滿足的狀態，其實就會擁有幸福的感受。

因此，從生命的內涵來看待生活品質這件事，我們努力的方向，應該不是去追求外在的事物，而是要去發現每個人原本俱足的寶藏，我們在很小的時候為什麼很容易心滿意足？可是長大之後，錢再多也覺得不夠用！所以問題不是在於錢多錢少，只因為當時我們具有豐富的心靈，而現在我們心靈變匱乏了。

現在，我們已被整體的社會價值觀帶著走，所以忘記了生命的本質，真正幸福的生活源

自於身心和諧、健康喜樂；每一個人無論你的身分與背景，都有權利與義務獲得幸福，讓你的心靈重新豐富起來。

「沒有一種財富，能勝過身體的健康，也沒有一種快樂，能超過內心的喜悅。」

——聖經（德訓篇 30:16）

天地之間有一股力量孕育著萬物，一股超越人類理解能力的微妙能量，宇宙萬物、自然界所有一切皆由它所造化。

在五千多年前，古印度一群在高山上的修行者發現了這個奧祕，將它稱為「阿育吠陀」（Ayurveda）由「Ayur」指生命、「Veda」為知識，兩個字組成意指「生命的知識」，他們在生活中體悟出大自然的智慧，遠超乎人類的知識理解範圍，特別將心得留下記錄，傳承了一套順應自然規律的養生法，一種利用大自然的力量，讓人類身、心、靈合諧的生活方式，演變成後來印度的傳統醫學之母。如果以現代的醫學觀點來看，它可能只是在提昇人體的免疫系統，但是醫藥和治療並不是阿育吠陀的全部，它指導著人們如何透過行為調整思想、飲食和日常起居維持健康，並且對宇宙、生命有更深層的認識。阿育吠陀將身、心、靈視為一個整體，引導人們與自然界和諧共存，從而達到肉體、情緒和心靈的健康，是一種引導人們如何正確生活，維持健康的學問。

印度的傳統醫學也融合了對宇宙和大自然的哲學觀，把人體當成依循自然定律運作的小宇宙，這個部分與中國古代醫學講究人體陰陽平衡，及古道家的天人合一精神有共通之處。其實，我們可以看到許多古老傳統醫學都有共通的原理，也許原因正是因為大自然的法則是共通的。

「醫生的工作是要幫助被治療者與大自然的力量合作，而這需要時間，大自然不會迅速的令病人站起來，而是要求緩慢而有規律的康復。」

——亨利・畢勒（Henry Bieler，美國醫師）

6. 疾病的實相

大自然有一種平衡的力量，一種陰陽平衡的法則，宇宙萬有萬物都離不開這個道理。以因果關係來看，現在的身心狀態是過去累積的結果，人從一出生開始就開始接收各種資訊，形成個人獨特的思維觀念，思想帶動身體行動變成行為，每一個行為都會在潛意識留下紀錄，然後未來再依照過去的經驗，作為新的行為依據，久而久之養成了一種固定的心智模式。

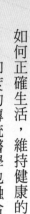

任何問題必有其根源，疾病不會無緣無故地發生，一般人總感覺生病或壓力好像是單純生理或心理的現象，其實不然，肉體的病痛以及內心的煩惱，其實都是有跡可循的。

生命是一種活動，而人類的生命也是大自然活動的一部分。當人類身心的活動離開了大自然的活動，即是病痛與煩惱的開始；人類的身體與思想活動最大的特徵是容易形成慣性，尤其是我們的思維會以自我為中心，發展一套習慣性的心智模式，這種模式會讓我們在生活上，產生許多不符合「自然律」和「道德律」的行為。

自從工業化以來，現代人的生活方式，幾乎都違反自然法則，例如，日夜顛倒、缺乏運動、飲食失衡等等，試想，每一個人從懂事開始到現在，我們做了多少不符合自然法則的行為？只是整個社會幾乎一樣，所以大家就習以為常了，後續我們會繼續談到大自然與人類身心活動的密切關聯。

另一層面是「道德律」，人類內在有一種平衡機制，我們稱呼為「良知」。良知是指良心知覺，一種天賦的道德準則，每個人與生俱來就有分辨善惡的能力。古人說：「暗室不欺」，強調在沒有人看見的地方，也不做負面的事情，就是這個道理。這是一種功能，人類的生命體中存有這種機制。就像是一般大樓的電梯，超重的時候警鈴會響一樣，這是一種為了維持電梯安全的功能；或者消防設備有一個感知器，當煙霧過多、溫度過高的時候，警鈴會響，啟動自動灑水，防止火災的系統。這是一種反向的守護力量，它以「良知」為標準，目的在防止人類心性向下沉淪，人的良知是一種防禦力量，使人遠離危害靈性的環境，負責扮演決定我們人生邁向光明或者黑暗的世界。

一個人要是心生負面的意念，做了違背良知的行為，內心不安且自我譴責，會產生一種罪惡感，這時候內在會形成一股負面能量來汙染身、心、靈，並且在意識留下一種「破壞性印記」，宗教教義又稱為「罪」或「業」。這股陰性能量就像是一顆無形的巨石，一個人長期背負著它就會產生壓力，這不是我們一般想的那種外在情境引起的生理反應，而是一種儲存在細胞裡的破壞性能量，它將導致生理及心理雙重壓力。這種情緒（心理）＋壓力（生理）產生的作用力，會讓身體逐漸緊繃，肌肉筋膜變僵硬，開始影響睡眠品質，引起自律神經失衡。我們身體的器官，如心臟、肺臟、胃腸，以及生殖功能等，都是受自律神經系統所調控的，它控制體內許多的器官和肌肉。自律神經是在不知不覺中完成任務，當我們睡著時，身體還能運作，還有心跳、消化、呼吸、代謝等，這些機能都跟自律神經息息相關。

我們無法察覺及控制自律神經系統的運作，因其作用是透過無意識主控的反射動作進行，所以又稱為自主神經。此系統失衡引發交感神經及副交感神經作用異常，造成內分泌紊亂失調；另一方面呼吸的方式隨著改變，由深層的呼吸變成短淺的呼吸，體內含氧量不足，新陳代謝功能變差；同時壓力造成心臟負荷變重，心搏不規律、血壓不穩定。身體僵硬也使得血管收縮或阻塞，讓血液循環不順，導致組織局部缺氧、細胞衰弱，抵抗力下降，一旦免疫功能變差，停止了正常的生長、維修復原等活動。此時人體如果接觸到「毒物」或「細菌」，因免疫系統無法發揮抗毒殺菌的防禦作用，失去了對抗心理與生理疾病的能力，自我療癒能力失效，通常就從最脆弱的組織器官開始損壞，然後醫學專家再根據病變發生的位置及特性，幫它們取個名稱為某某病，這就是疾病生產製作的流程。

冷靜地回想一下，從小到大我們製造了多少的「破壞性印記」，一點一滴的負能量儲存在體內，當它累積到一定的臨界點，就像火山一樣爆發出來。事實上，生病是一種平衡機制。探究火山爆發的原因，是地底的岩漿被地殼給包住，由於地球內部溫度很高，岩漿無法安安靜靜的待著，於是需要找出口釋放壓力，一旦當它衝出到地殼較脆弱的地方時，或是地殼某處又裂縫的區域，地球內部的壓力就會減輕，其實火山爆發也是一種大自然平衡的機制。

所以宗教會形容生病、受苦都是一種「除罪」或「消業」的過程，也是同樣的道理。現在我們已經知道人類的病痛屬於一種平衡的功能，更應該用正面的態度去面對及處理它。

「百病必先治其本，後治其標。」

——李時珍（明代醫藥學家）

思想具有相當大的力量，它能創造世界，也能毀滅世界。人生一切的問題皆是由思維所引起，除了遺傳之外，百分之九十以上的疾病都有個共同的源頭：負面心念。當我們生病時如果不認識這種平衡的機制，沒有去了解因果關係，從源頭找出原因解決的話，看醫生、吃藥只是治標並未治本。如果不從內在根本處下手處理，甚至改以生機飲食、運動健身、按摩推拿等養生方法，也都是暫時性的功能。

最佳的呼吸方式要像嬰兒一般，柔細深沉的腹式深層呼吸，但是我們不可能時時刻刻去控制自己的呼吸方式；長期處於壓力狀態下，心律變成不規則，導致身體緊繃、血管收縮、血壓升高、能量耗損，可是大腦也無法控制心臟跳動節律。我們知道負面情緒對身體不好，但是卻很難擺脫不快樂的感受，這是為什麼呢？因為這些都是過去累積的「果」，因果關係也是一種自然法則。我們無法直接消滅「果」，當我們理解病痛的根源，是由內在思維驅動外在行為所造成，所以我們應該承擔起來，然後反省懺悔一番，自許不要重蹈覆轍。

人的每一個念頭都受到過去經驗的影響，慣性的行為養成為習慣，當面對的新情境需要突破時，便會覺得力有未逮。改變習慣最大的障礙就是以為要靠意志力，用對抗或壓抑的方式改變，習慣是一棵已經地底長根的大樹，所以無法拿一把斧頭直接砍掉它。我們需要從核心來處理，重新種下「**光明性印記**」，透過開啟神性系統，淨化受汙染的意識，大自然會引導我們走向美麗的心世界。

二．大自然生命療癒法則

萬事萬物息息相關，其中包含著同步連結，如有不合諧的狀態，這樣就產生了疾病，而療癒就是盡可能的重新恢復和諧狀態。

生命體的品質，我們將它稱為「體質」。剛初生的嬰兒，他們的體質屬於最精緻的狀態，老子曾以嬰兒來比喻人類本來的生命狀態，他在《道德經》說：「含德之厚，比於赤子，毒蟲不螫，猛獸不據，攫鳥不搏，骨弱筋柔而握固。」意思是指，人類本來的狀態就是富足的，這種天性就像是嬰兒一樣，毒蟲不來螫他，猛獸不會害他，鵰鳥不來傷他，他們的筋骨雖然柔弱，但是卻很有力氣。

古人的智慧告訴我們，人類原始的生命狀態就是豐富沒有欠缺的，而嬰兒是最接近生命的本來狀態，這一種平衡狀態的體質就是陽性體質。我們身心的活動在嬰兒時期，原來是處在於一種平衡的狀態。但是，隨著歲月的累積，身體的活動容易形成各種慣性，例如生活作息、飲食習慣等。慣性必然產生活動的死角，這種死角正是病痛的來源，許多疾病都是長期以來的不良習慣所造成的。

思想的活動也是一樣，時間一久便形成慣性思維，慣性的死角是思想上的盲點，也是煩惱的源頭。病痛與煩惱其實是身心活動離開了大自然活動的一種訊息，生命體會藉由這樣的機制來提醒我們不應違反自然法則，不知道您在過去都如何解讀這樣的訊息？

「健康是自然和諧的狀態，而疾病則是違反自然的結果。」

——希波克拉底（Hippocrates）

1. 反璞歸眞

生命是一種身心活動的組合，人類生命的活動是大自然活動的一部分。每一個人都曾經是嬰兒，也經歷過純真、無憂無慮的生命狀態，可是隨著身體越長越大，思想越來越成熟，人類身體的活動與思想的活動逐漸地遠離了大自然活動，只是我們渾然不覺。年齡越大快樂卻越少，需求欲望大到難以滿足。

當人類離開了大自然的活動，最大的改變是「慣性思維」取代原本的「心靈思維」，這種以自我發展的心智模式，人謀取代天算，經常做出不符合自然律與道德律的生活方式，導致我們原本在嬰兒階段精緻的陽性體質逐漸變成粗糙的陰性體質，而無法與宇宙微妙的能量同步和諧共振，遠離原始的生命平衡狀態。

當一個人身心處於大自然同步諧振的狀態，身體各部位處於最穩定、最有效率的狀態，包括呼吸、心跳、氣血循環運作順暢；精神感覺輕鬆自在、清靜安詳。身、心、靈和諧如一體，古人形容這種生命狀態為「天人合一」。

天地之間有一個「大自然場」在造化孕育萬物，人類也有一個身、心、靈緊密結合的「生命能場」，每個人在初生之時，人體這個小場與宇宙的大場處於和諧共振狀態，生命原本是處於健康的平衡狀態，可惜我們的成長過程開始被社會化，而逐漸脫離大自然的懷抱。尤其是西方工業革命所帶來的社會型態大變遷，強調快速、競爭、功利主義，讓現代人充滿精神壓力，造成內心焦慮不安，使身心活動遠離了同步和諧的狀態，生命能過度耗損，身體失去連結天地的能量，吃再多的營養品也補不回來。

這個「大自然場」就像一部雲端超級電腦系統，它是一座含藏著無量的智慧寶庫，其中有一套生命療癒系統，又稱為「天藥系統」，這套系統幾乎可以療癒人類所有的身心問題。而人類的「生命能場」是一部微型電腦系統，如果兩者間能夠連結同步化，就可以提昇我們的生命狀態，進而改善身心健康。

這個微妙的存在從母體受孕時即開始造化著生命，從人類出生到死亡的過程，它扮演著非常關鍵性的影響力。它關聯到身體的所有機能，從呼吸、心跳、體溫、消化、代謝、內分泌、生殖等生理功能，包括身體其他複雜的運作，這些程序都非我們頭腦所能理解，不論你是醒著或睡著，這些生理的活動都在持續運行，而且這只是其中的一小部分。可是我們成長過程一路接受家庭、學校教育、社會教育各種知識，養成科學性思維模式，只能接受有根據、有實證的事物，反將自己與這部宇宙超級電腦的線路連結中斷，因而關閉了人類與生俱來的各種天賦潛能，包含自我療癒能力。當我們認識了大自然生命療癒系統的存在，我們不能再置身於天地之外，我們原本就是大自然活動的一部分。就像調頻電台與收音機的關係，只要能啟用神性系統，將思維活動的頻率重新調整到與大自然場和諧共振，就可以恢復生命本來的狀態——「身回歸健康、心回歸平靜、靈回歸智慧。」

「萬物因為『力』而得以興起與存在；我們必須假設在『力』的背後存在著有意識、有智慧的心智，這個心智就是萬物的母體。」

——馬克斯．普朗克（Max Planck，德國物理學家，量子力學的創始人）

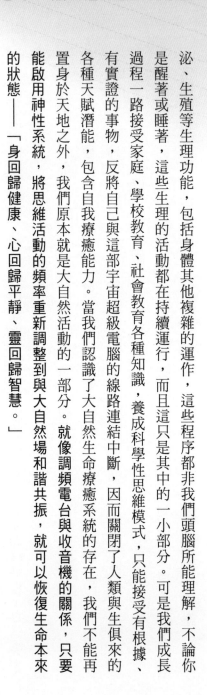

2. 人體有光

在許多古今中外的宗教畫像中，我們常看見在神、佛的頭上都有一個大圓圈，以代表神、佛頭頂上都有光。「光」在宗教領域的隱喻非常的普遍，甚至它在藝術及文學等經典，早已深入人心，成為真理與智慧的象徵。撇開宗教性的象徵意義不講，即使是生存在現實世界中的任何一個生命體，他們身上同樣也有光，只不過這種光是一種不可見光，不是人的肉眼可見或儀器可完整的分析顯示，「光」和「熱」有共生的關係，它是一種「**生命能**」。

古代一些有修為的人，看到有人印堂發黑，就知道這個人將遇厄運、災禍、疾病等凶兆。兩眉之間，叫做印堂，又稱闕中，在面部中間的最高處。印堂發黑就是印堂的部位在經過仔細的觀察，看到隱隱的灰暗略帶黑的氣色。「黑」其實就是形容生命能的一種狀態。

光的基本單位是光子，光具有粒子性。光的強度與光子的數量成正比。人體和大多數發光生物所發出的光子數量都很少，所以，僅憑肉眼是很難察覺出這種發光現象的。古人很早就知道人體會發出奇妙的靈光，直到二十世紀人類開始從科學的方法中逐漸認識靈光的存在。

一九三九年蘇俄電子工程師克里安發明一種高頻攝影技術，稱為克里安攝影術（Kirlian Photography）。這種技術是利用感光紙在高壓高頻下，將有機生命體釋放之能量攝影而成照片來分析，稱為能量釋放分析。例如，剛摘下的一片新鮮葉片，它能散發出完整明亮的圓形彩環，隨著葉片逐漸枯萎，彩環漸漸黯淡消失。他還發現不只是植物、動物會發光，人的身體也會產生火焰般的光芒。但是，一旦生物死了之後，其光芒也跟著消失；而當生病之時，光暈也會變成灰色。

這個研究提供兩個重要資訊：

❶光是一種能量的狀態

❷當生命結束時能量將轉換成另一種狀態。

陸續許多科學家也對此進行研究，發現人、動物、植物等各種生物只要活著，身體就能發射出這種超微弱光。每種生物體都可以發出一種很微弱的光，叫做「生物光」，人體也不例外。日本學者首次成功地把人體的生物光進行了圖像顯示。經過測定實驗結果，發現高血壓病人、癌症患者的血液、尿液裡面發出的生物光比正常人的微弱。這樣，病人新陳代謝的變化，完全可以透過生物光的變化資料來測定，不同機體有不同的發光強度。檢測人體生物光能如實地反映出人體的平衡關係，而且可以透過光的變化來測定病人新陳代謝的異常和人體的節律。

人類在嬰兒時期的「陽性體質」與成年時期的「陰性體質」之間最大的差異點，就在於人體生命能量「光的形態」之差異。陽性體質是光明的狀態，陰性體質則是昏暗的狀態。主要是因為生命能不一樣，一種是連結宇宙的大自然場域，另一種則是自我中心的生命場域。

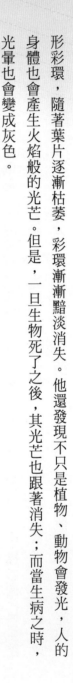

我們的生命體質，決定我們的身心活動質感，調整體質就可以改善生活品質。

「有一個類似宇宙的結構，在我們稱為空的空間的基本動作中，實際上有一股巨大的能量、一個運動。在心中出現的特殊形狀也許可以比喻為微粒子，而深入心的根本，也許可以被感覺為光。」

——大衛．波姆（David Bohm，美國物理學家）

3. 萬病的源頭

一個人身體累積過多的陰性能量，就會形成「陰性體質」而汙染了身、心、靈，陰性體質是萬病之源頭。人類疾病的形態，首先在最精微層次——意識，產生了負面思想形成「病識」，慢慢的醞釀成一股陰性的能量稱為「病氣」，這個階段可以視為病變零期。我們若沒有適時將病氣排除，囤積在身體就形成了「陰性體質」，此階段為病變初期，屬於功能性疾病，病變正在細胞周邊的血液及內分泌中進行，尚未影響到體內的化學構造，此時人體生命能不足，細胞的活力已呈現衰弱，免疫系統功能下降。

以上這幾個階段難以使用醫學儀器檢查出來，人體病氣累積到達一個臨界點，一旦接觸到毒物及細菌時，因為抵抗力差無法防衛病毒對組織的傷害，於是病毒開始侵蝕肉體最脆弱的地方，細胞開始出現異常病變而出現了「病徵」，包括器官組織被破壞、受損及變形。多數人都是在此時才會感受到自己生病了，這部分已到發展成熟的病變期階段，病徵才顯露於粗糙的層面，這時候就需要藥物來治療了。

人體器官產生病變的初期，尚屬功能性疾病，身體會先出現一些症狀提醒我們，其病灶僅在細胞周邊的體液中進行，尚未影響到人體內的化學結構，雖然此時細胞已經開始弱化，但病變初期的損傷僅在表層，所以比較容易治療；接著到了病變的中期，病痛開始延伸於內層，此時就比較難以治療；最後等到病變的末期，疾病已深入在底層，可能就會回天乏術了。

春秋戰國時期有一段故事：

有一天魏文王問名醫扁鵲說：「你們家兄弟三人都精於醫術，到底哪位醫術最好呢？」

扁鵲回答說：「大哥最好，二哥次之，我最差。」

魏文王疑惑的問：「那麼為什麼你最出名呢？」

扁鵲答說：「我大哥治病，是治病於病情發作之前，由於一般人不認為自己有病，因此不願預先治療來剷除病因，所以他的名氣無法傳出去。而我二哥治病，是治病於病情剛剛發作之時，剛發作時症狀大都是輕微，因此一般人以為他只能治一些小病，所以他只在我們的村裡小有名氣。但我扁鵲治病，是治病於病情嚴重之時。一般人看見的都是我在經脈上扎針、放血，或是切膚鋸骨等大手術，所以他們以為我的醫術最高明，因此名氣才響遍全國。」

古人常講：「三分治、七分養」，許多未形成的「疾病」，已有不同程度之「症狀」，這些「症狀」往往是發病的前奏曲，所以說預防勝於治療，就是這個道理。

「上工治未病，中工治已病，下工治末病。」

——孫思邈（唐代醫藥學家）

4. 提昇生命狀態

當我們瞭解了陰性體質及疾病的形態之後，或許你可能會產生疑問，這些概念有點抽象，我們應該要怎麼做起？如何才能調整「陰性體質」？

老子說：「人法地，地法天，天法道，道法自然。」宇宙的本質是「活動」，人類的生命活動是以地球運行所產生的節令氣候為依歸，地球的活動則是以星系運行為依歸，而星系天體的規律都包含在整個天地的活動之中，這樣的規律就是所謂的「道」，這種天地間的道理，一直存在於大自然。

在這個新時代，工業化改變了人類的生活方式，讓我們享受許多科技文明帶來的便利。但是，我們的身心活動卻遠離了自然，疏遠了他人，也忽略了生命，甚至不認識自己的天賦！人類面對大自然的態度應該要效法古人「以大自然為師」，這並不是意味著，我們需要對面自然界種種無法理解的現象心生恐懼，把人類當做是大自然的奴隸；但是，也不是把自己變成世界的主宰者，抱著征服天地的觀念。

許多科學家最新的研究都指出，宇宙是以巨大的連結網絡連結所有的萬物，地球上所有的生物都參與這個大環境的運作，同時也被這個大環境所影響。人類和環境之間，在我們與每個社群的成員之間，都緊密相關，大自然所有生命體是以合作的動態關係存在著。所以，我們更應與宇宙一切萬物和諧相處，這對人類來說是個相當重要的課題。

人類目前最需要的什麼？若我們不再節制自己的欲望和需求，這個星球將會難以承受現在七十幾億人口的胃口。我們需要全新的生存態度，如何在滿足人類需求和地球環境的永續發展之間，尋找一個平衡點是我們共同的責任。

「地球上到處都有神奇奧妙的力量，不過最為神妙的力量，在我們每個人的內心。那是全世界最偉大的力量，是對地球和周遭每個人付出愛與關懷的力量。」

——麥克．迪曼（Michail De Munn）

我們應該師法自然，也可以效法古人。《黃帝內經》提到：「夫人生於地，懸命於天，天地合氣，命之曰人。」意思是說，人雖然出生於「地」，但是人的生命來源於「天」，而且人是經由「天地合氣」所生成的，也就是說，人這個生命體乃是天地所共同孕育而成。

生命的組成包含「天的成分」與「地的成分」兩個部分，天的成分屬於無形的精神，包含魂魄、意志、心靈；「地的成分」屬於有形的物質，包含五臟、六腑、四肢百骸。幾千年前，我們的老祖先更進一步發現了「形、精、氣、神」的存在，以代表人體的生命結構。

形：人體有形有相的器官組織。

精：構成人體組織的精華物質。

氣：存在於人體內的精微能量。

神：人類的精神體活動之總稱。

其中，形和精屬於物質；氣和神屬於精神，這當中又以「精、氣、神」為生命最重要的元素，所以合稱為「生命三寶」。

唐代名醫孫思邈說：「精、氣、神不可損也，損之則傷生。」精、氣、神可以視為生命之鼎，三者是穩固生命的基座，只要任何一方有缺陷，生命就無法立足於世間。我們提到的體質，可以視為一個人的「精、氣、神」的狀態。當人體累積陰性能量到一定程度所形成的陰性體質，會嚴重影響血液循環（精）、呼吸方式（氣）、思維模式（神）的活動狀態。

每一個人、每一天都以「精、氣、神」在與外界互動，如果將自己的「精、氣、神」狀態打個分數，你會給幾分？一個六十分的人跟一個八十分的人，在進行判斷決策、處理生活上的問題時，其結果差異性是相當大的！

坊間一些算命或通靈者常講到，有些人會「卡到陰」，其實這個「陰」指的不是妖魔鬼怪，而是一種「陰性能量」。當一個人的「精、氣、神」累積的陰性能量達到了臨界點，表現在人體上就會出現昏暗的氣場，造成當事人思想的障礙，投射到身體上就容易產生疾病，投射到生活上則是出現困難，所謂物以類聚，人體陰性的磁場，會吸引同類的人、事、物，甚至造成霉運連連，災厄不斷。

如同火山爆發的原理，當這股陰性能量在體內初步形成時，並不會立即構成威脅，但是隨著時間日積月累，這股力量開始蠢蠢欲動，於是就需要找個出口發洩。就像火山的岩漿會從地殼較脆弱的地方爆發，而後衝出地表；人類的負面能量則會從肉體及精神體的弱點釋放，這種釋放過程，會以生病及痛苦的方式展現。換言之，每個人的體質狀態的影響力，大到攸關自己一生的命運。

當你感覺到疲勞、失眠、頭痛、痠痛，或者稍微活動一下就氣喘噓噓、走幾步路就疼痛。其實，這些不適症狀都是人體所發出的警報訊號，也是大自然活動的一種「平衡」的機制，目的在提示我們身體的內部已經出現失衡。

人體是一部擁有高度智慧的有機體，當疾病來襲時會發出求救信息，以它特有的方式傳遞訊息，如果我們能夠在第一時間正確解讀這些「身心語言」背後所隱藏的含意，並採取正確的處理措施，就能夠很快得到康復。

事實上，負面能量所造成的傷害是可以避免的，疾病與煩惱都是一種身心失衡的訊息。但不幸的，我們總是判讀錯誤，採用不適當的方式處理這些徵兆，而延誤救援的時機，所以往往要走到無法挽回的處境，才能感受到生命的可貴。

人在嬰兒的體質屬於陽性、光明的精緻狀態，成年人如果沒有經過身心的修煉，體質會轉為陰性、昏暗的粗糙狀態。主要是我們的生活習慣，有許多不符合自然法則的活動，囤積了大量的負面能量，雖然這些能量會慢慢排除，但是過程卻很辛苦。因此，古人會藉由「精、氣、神」的修煉，連結大自然場，來有效的淨化這些陰性能量，還原生命本來的狀態，轉化成陽性體質。

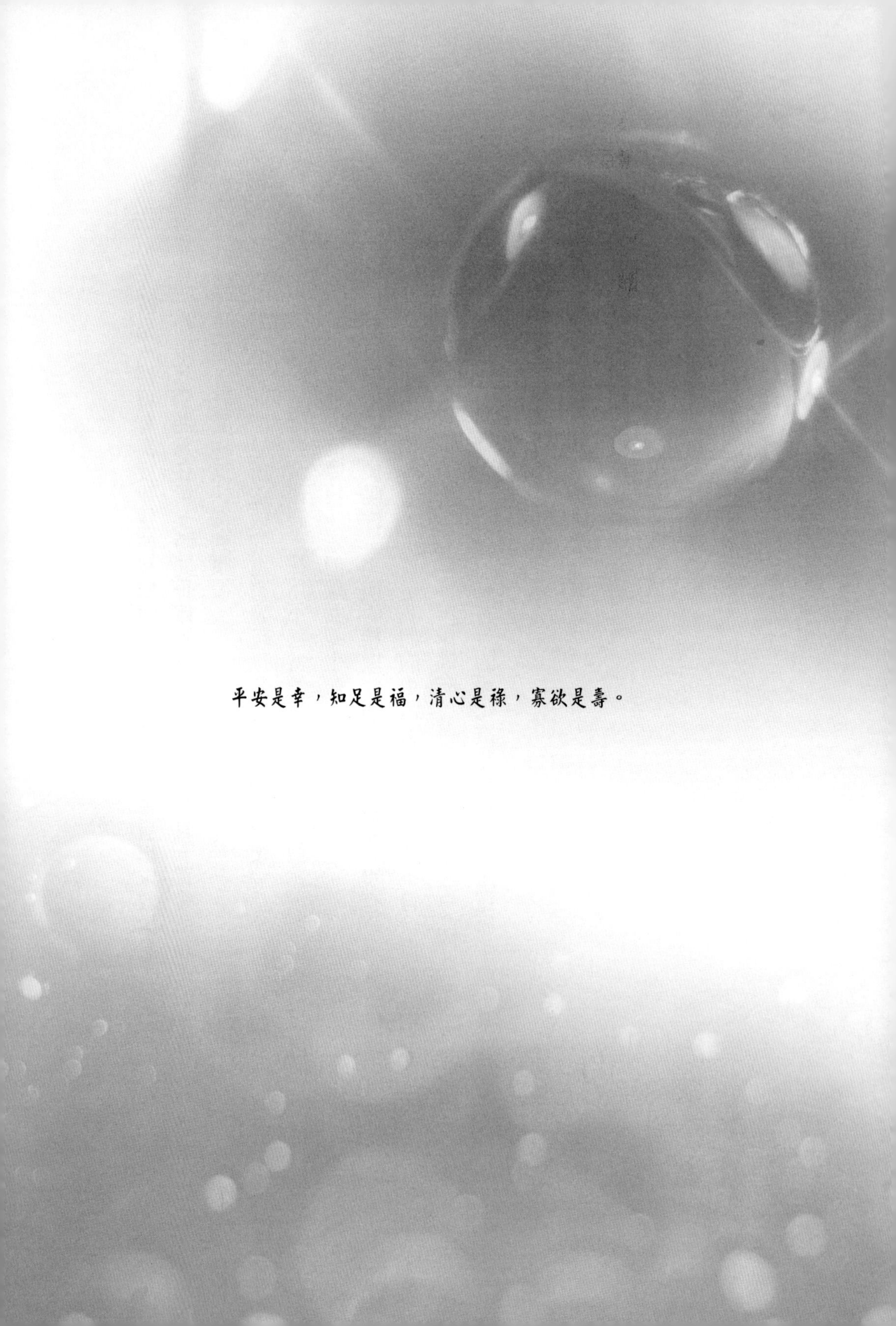

平安是幸，知足是福，清心是祿，寡欲是壽。

三．水穀化精微

養精在食，養氣在動，養神在靜。

生命三寶的「精」泛指人體組織一切有形的精華物質，包括人體含有大量的水分，這些水和體內各種物質溶解結合，大約佔體重的百分之七十。包括血液、淋巴液、脊髓液、胃液、消化液、精液、唾液、淚液、汗液、尿液、內分泌、荷爾蒙等物質，這是構成與維持人體生命活動的基礎。

人出生之後，從幼年、青年到壯年、老年，都不斷地消耗在精微物質，精即是對這些精微物質、營養成分的概括。精不但具有生殖功能，促進人體的生長發育，而且能夠抵抗外界，各種不良因素影響而免於發生疾病。根據精的來源、功能和作用又可分為「先天之精」和「後天之精」。

先天之精：人體的原始精髓，稱為「元精」。「元」是初始、本來的意思，「元精」是先天無形之精氣。新生命承受天地之精華，它是構成胚胎發育的原始能量，關係著生長、發育、生殖、修復的基本生理功能，並影響著每個人的體質。精力就是指一個人的生命力，有精才有生命，無精則無生命；精足則生命力強，精損則生命力弱，因此它在一定程度上還決定著壽命。**元精用現代的語言來說，就是我們這裡所指的「生命能」**。元精在人的一生中扮演很重要的元素，年輕人元精不足，很可能會影響發育；而中年人元精不足，則會加速衰老，骨鬆、髮脫、齒易落。一個人如果心外放而精神不寧，或欲求不滿就會耗費精力在追求外在事物，元精則特別容易消耗，防治衰老就是要使這種自然消耗減慢並維持協調而不生病。

《黃帝內經》提到：「恬淡虛無，真氣從之，精神內守，病安從來？」意思是說一個人如果能夠清心寡欲無有得失，心胸開闊怡然自得，真氣就會自然運行；身體不圖安逸舒適，內心不為欲望驅使，那麼病痛怎麼會來？我們見過吃素的人長壽，吃肉的人長壽。但是，你見過一個心事重重、妄念叢生、心胸狹隘的人長壽嗎？好像從來都沒有。養護元精的關鍵就在於清心寡欲。清心，就是內心清靜而無妄念；寡欲，就是不要有太多的欲望。人生而有欲，寡欲不是沒有欲，而是不被欲望所驅使，自然能夠心神寧靜，這是養生的重要途徑。

平安是幸，知足是福，清心是祿，寡欲是壽。

後天之精：水穀精微，即食物的精微物質。人體攝取的飲食透過消化系統吸收的營養精華成份，傳輸分佈到器官組織，以推動生理活動。它是維持人體生命活動的營養物質。後天之精除供應臟腑所需外，剩餘部分儲藏在腎，所以又稱為腎精，一方面供給臟腑所需，另一方面又不斷有新的儲存，以此循環不息地替補。人體五臟均可藏精，但統歸於腎，精是生命之源。先天元精與後天腎精是相互依存、相互為用，各自充分發揮其效應。

人的精神體來自於天，肉體來自於地。肉體的精華，必須依賴大地之母的供養，從飲食中得到維持生命的「能量」，古人把食物中的能量稱為「水穀精微」。什麼叫做水穀精微？「水」，是水分以及食物中的液態營養物質；「穀」，泛指食物中的固態營養物質；「精微」，精緻微細的能量。人出生以後必須攝取食物的精微，轉化為生命必需的物質，以維持著正常的生理運作。如何從選擇的食物與飲食方式則是養育人類肉體精華的關鍵！

1. 食物的本質

常謂：「民以食為天，吃飯皇帝大」，說明了「飲食」的重要性。如果提到判斷食物的性質，現代人大概只會認得美味、熱量及營養素。其實，宇宙萬物皆有能量，食物當然也有能量，日常飲食的目的不只在吸收營養與熱量供身體新陳代謝所用，食物中還包含有其他精微的能量，也稱為「生物能」。這些水穀精微進入人體之後經過器官所消化吸收，最後轉化為身體所需要的動力來源。

食物除了擁有營養素之外，生長過程中，經過大自然的空氣、陽光、水的洗禮含藏著許多天地的精華，食物中的某些精微物質科學仍尚未發現，但這不代表它不存在。**生命的奧祕，一直存在於宇宙之間，大自然是最巧妙的科學家**。人類雖然可以用遺傳工程來培育植物，卻無法在實驗室直接製造出植物。這是因為，科學技術上還沒有完全瞭解生物能的領域，也因此還無從運用。

我們的體質狀態跟偏好的飲食大有關係。不同的生長環境，氣候的變遷，不同的時節，不同的物種，乃至於不同的產地及栽種方法，都會使得食物的精微能量有所改變。當我們浸淫在感官的享受時，千萬別失去理性的判斷，忘記去探尋這些食物的本質。

【食物的基本功能】

一、營養（生理）層面：人體需要食物中的營養素來增生新組織、修補原有的組織、產生熱量和維持生理活動等生命基本需求。食物中的醣類、脂肪、蛋白質、維生素、礦物質和水等是人體所必需的六大營養素。

二、精神（心理）層面：係指精神上及感官上的享受，如色、香、味等，包括超越了物質層次所能提供的。食物經過重新詮釋後，不再只是維持生命的物質——食物被賦予象徵性意義。放眼天下，飲食已成社會文化的重要內容，有時更是具有神聖的價值。各地獨特的飲食風俗經常與宗教信仰，或特定節慶結合，如各種年節傳統的應景食物。

例如在台灣，嬰兒出生滿一個月稱為「彌月」，產家會以油飯等物品祭拜神明和祖先，之後再將油飯、紅蛋分送鄰居與親友，此舉為報喜之意。紅蛋又稱喜蛋。紅色表示吉祥喜慶；蛋則有繁殖、圓滿無缺、豐饒和再生等象徵意義之意。當親友收到產家禮物時，收禮家要回報一些白米，上面鋪上一張紅紙並用圓石壓住，再將原來油飯上的「油飯頭」——油飯最上層的部分——撥一些在紅紙上，以此祝福嬰兒，有祈願嬰兒「頭殼硬」、「好育飼」、「好膽識」等涵意。

生命依賴食物得以存在，人類因為火的發現，透過烹調使得食物讓感官享受更加多元化。工業革命之後大量速食食品及零食充斥在生活中，當食物變成了食品，人工美味也逐漸取代食物的本質。食物不僅能維持生命，也能增進精神活力，相對的有時則會侵蝕生命。它有變質的效應，可以讓吃的人好轉或變壞，也會帶來心理上、生理上的影響。

三、功能（作用）層面：很久以前人類就有醫食同源的概念，古人發現食物的特性與食用後產生生理反應，依據食物的顏色、味道、屬性，以及歸經分類，對人體產生治療的作用。現代科學家也根據食物的特性進行分析，發現食物的功能性是因為含有數千種以上的植物化合物，這些食物化學成分具有保健功能，擔任抗氧化劑的角色，含有強力殺菌作用，可以防止消化道的細菌感染，是天然的抗生素。

❶**【食物顏色】**依不同顏色的食物分別滋補不同的臟腑器官，分類為五色五行養生概念。黑色屬水養腎、紅色屬火養心、青色屬木養肝、白色屬金養肺、黃色屬土養脾。五色食物是依其食物特性做分類，而最好分辨的項目主要是用食物色彩進行分類。

❷**【食物味道】**這是古人對味道的一個認識與分類，分為五味，即辛、酸、甘、苦、鹹。不同味道的食物作用於人體，產生的不同反應和獲得不同的療效，而被歸納總結出來的。辛味入肺有發散、行氣或潤養等作用；酸味入肝有收斂、固澀等作用；甘味入脾有滋補、和緩急的作用；苦味入心　有瀉火、燥濕、通泄、下降等作用；鹹味入腎有軟堅、散結或瀉下等作用。

❸**【食物屬性】**食物屬性分類的概念源自於老祖先的智慧，這是長久歷史的經驗累積。先人依據食物的特性與人體食用後產生的生理反應，將食物作屬性鑑別歸類。食物有「五性」，即「寒、涼、平、溫、熱」。人吃進身體的任何物質都會與體內環境產生特定的「交互作用」，而影響到人體內的溫度、濕度、氣壓的變化。「**屬性**」則是從食物的特性作用於人體所產生的生理反應而概括出來的。

溫熱食物多具有溫陽和散寒作用，吃進溫熱性食物之後會產生激發的生理機能活動的作用，所以體溫會升高；寒涼食物多具有清熱、瀉火和解毒的作用，吃進寒涼性食物後，對生理機能具有鎮靜及清涼消炎的作用，所以體溫會降低。基本上，只要是食物對疾病有積極作用者，稱為藥物；至於作用溫和者，則稱為食物。這種效果主要反映在食物養生及治病的功用上，透過食物的五性可以在養生飲食有個依循。老一輩的人平常吃東西或進補，都會先瞭解個人身體狀態後，選擇對應適合的食物，讓身體維持平衡狀態。

❹**【食物歸經】**則是指食物對於人體某些臟腑、經絡有著特殊的作用。「歸」是歸屬，「經」是臟腑經絡的概稱。幾千年來老祖先將草本植物對人體各部分的治療作用經臨床實踐進一步歸納，使之系統化，便逐步形成了歸經理論，也是中藥治病重要的依據。

古人將食物的生物能量稱為「水穀精微」，並非單指食物營養素。我們每天都要吃飯喝水，吃飯不只是吸收到它的澱粉、醣類、蛋白質、脂肪、維生素，還吸收某些特定的能量。每一種食物皆有其特定的能量型態，而我們的老祖先很有智慧，將不同的植物、不同的特性加以分類；食物性屬寒涼或溫熱，就是對其能量性質做一個大概的分類。事實上，食物的能量非常複雜多樣。例如，中醫藥典《本草綱目》集結幾千年來先人對藥物、食物的種植、採集、調製、功效之大成，舉凡飲食、烹飪、醫藥、養生應用等，四百多年來對後世藥物學的發展有非常深遠的影響。

生物能量無所不在，一部分仍需要透過生物「自體轉換」，才能被身體各組織系統所使用。不只是人類有這樣的轉換機制，就連動植物也有相同的能力。特別是植物，當植物吸收了大自然的精微元素，部分會被儲存起來，所以植物被採收後，在一定的天數內，因為俱備這些能量，它還能繼續生長。我們買菜要看新鮮度，就是在觀察植物生物能的差異。蔬果成熟採收後，最好立即食用或加以正確保存，若任其曝光繼續吸收到光線，會產生能量分解現象。陽光可促進生物成長，也會加速分解生物能量，放得越久的蔬菜越來越枯黃，這就代表它的能量一直在消失中，到最後枯萎腐爛歸於塵土，而人的生命也是一樣的原理。

2. 美味的代價

百年來由於化學、遺傳學的演進，人類投入研究改良耕種及保存技術迅速發展。第二次世界大戰之後，各國為振興經濟，達到增產糧食之目的，大量使用化學肥料、農藥以及機械化耕作，雖然緩和了因全球人口增加所造成的糧食需求壓力，卻也同時也破壞了自然生態，地球資源因被過度消費而逐漸地枯竭，近百年以來我們對環境的傷害程度，已經遠遠大於人類的發展歷史。

土壤跟森林與人類的關係最為密切，但是，有越來越多的土地已經不是原來的樣貌。其中的關鍵因素，就是人類為了經濟成長與社會需求，大量砍伐樹林及開墾土地，讓許多動植物失去生存棲地，土壤也失去涵養水分功能，造成氣候異常變遷，這些變化導致的一個悲慘的結果就是「災難」。

人體是一個小宇宙，人體的結構和運行原理與宇宙活動規律相同。身體每個細胞裡都是身體的小小一部分，一個細胞就是一個微宇宙，細胞與細胞之間是緊密相連息息相通的。在最根本的層次裡，所有生命彼此都有連結關係，而且和大自然也是處於連結的狀態。生命能源自大自然，精微物質也來自大自然。當空氣、陽光、水及土壤被人為大肆破壞之後，依靠這些元素維持的所有生命體，以及人類的食物來源幾乎都已經變質。

當我們日常生活中吃到這些變質的食物，人體開始堆積陰性能量，讓身心處於失衡的狀態，體內平衡機制一發動，就像火山爆發一樣，結果就像現代人有多種慢性文明病纏身。

人類的最佳食物、最佳醫藥在大自然。

現代工業化的製造技術很高超，食物被製成為許多不同型態的食品。食品廠商在滿足社會大眾對美食追求之下，在製造調理過程中，加入過多的食品添加物，以滿足人類的口慾。雖然，這些美味的食品，讓人在食用時可以享受其中的色香味，但是食物入口的感覺，只有單單六公分長的味蕾，接下來一路從喉嚨、食道、胃、小腸、大腸一直到排出，都不會有任何味覺。

其實這些美味，只不過是在滿足人類那六公分長的味覺感受器！現代一些家長為了滿足孩子的口腹之慾，養成小朋友偏食的習慣，以為食品等於食物，不喜歡五穀雜糧和蔬菜，只喝飲料不喝開水。這些不良習慣，使得許多人忘掉飲食的本質，也由於食物的再精製，形成現在重口味的飲食文化，各種年齡層都受到不同程度的健康損害。

最重要的是，一般人都不太重視這些精製的食品進入身體會有什麼影響？會導致什麼樣的後果？許多餐廳為了要拉攏顧客，口味越來越重。外觀為了要吸引消費者的注意，往往加了各種人工色素，讓產品更為鮮艷；為了快速大量生產，使用基因改造食品及化學製品；為了讓保存長久方便，添加了抗氧化劑、保色劑、防腐劑。

由於一般人沒有生物能量的概念，許多的食物處理方式，將一些對人有益的能量給去除，然後加入許多的破壞性成份，這種作法造成的後果實在很嚴重。我們將現代人與五十年前的人做個比較，可以發覺雖然現代傳染病變少了，但是慢性病的問題卻大幅增加，這跟吃進去肚子的東西有很大的關係。

身體的各個系統必須處在體內平衡的狀態，才能保持健康。食用能量變質的食品，會讓身體的機能耗損速度變快，因為身體必須耗用體內某些特定的能量來分解並排除這些陰性的能量。飲食中的化學物質會造成體內平衡系統出現異常變化，雖然人體的平衡機制會盡力去調整，但是如果攝取的量過多，總有一天還是會產生病變。

「爽口物多終作疾，快心事過必為殃。」

——邵雍（北宋思想家）

3. 食物的生命力

孔子說：「人莫不飲食也，鮮能知其味也。」人每天都要吃喝，但卻很少有人能夠真正品嘗其中的滋味。這滋味指的當然不只是酸、甜的滋味，也不是口感的好壞而已，而是食物的原始味道。古人的食物保存方式透過鹽漬、糖漬、煙燻、風乾、陰乾、日曬等天然的保存方法。雖然上述的方法，將改變食物本身的風味，口感也將受到影響，但是從製作過程來看，仍然保留了部分的能量。

現代的食品加入許多食品添加物、調味料及防腐劑等化學物質，這樣的製程只是保持食物的形式，並沒有辦法保留它的生物能量。**天然的食物保留完整的營養，因為比較原始和粗糙，所以能夠提供人體所需的能量，適合我們天天吃；加工食品特別經過研發調製而成的口味，比較美觀與精緻，卻不適合人體的真正需求。**

「只吃身體所需要的食物。」大自然中的植物、動物、人類皆有各自的能量場，能量是具有活力的而非靜止的狀態。飲食的目的不只由食物的營養素中取得能量，也從其能量場滋補我們的能量場，由遠方及不同氣候區運來的食物，會使我們與食物原產地的環境能量場連接，所以最好盡量吃當季及當地生產的食物。完整的食物是絕對新鮮、天然，盡量與其原始狀態接近。

人類應該回歸自然，吃有生命力、有能量、有益身心的自然清淨飲食；來自大自然孕育而成的食物，越是野生的，越少的人為干預，在經過自然環境的層層洗禮之下，生命力顯得特別地活耀。盡量選用無農藥、無化肥及天然方式生產的食材；少吃肉、多蔬食，不吃精製、含食物添加劑的加工食品；烹調過程不用高溫油炸，因為食物在高溫下會失去能量，並以少油、少鹽、少糖為原則，以保留住食物的豐富營養和能量。人工食品與營養素的能量場源頭在工廠或實驗室，生命能明顯不足！光與熱是生命能的基本特性，冰涼的食物會降低體內的能量，罐頭食品只能提供少量甚至幾乎毫無生命的能量。

「一方水土，養一方人。」

——古諺

「土生土長」的意思是指在出生的地方生存成長。每個人吃出生所在地所生產的食物，就是大自然孕育人類最適合的食物。世界各地有不同的飲食文化，例如壽司，這是日本的食物，然而西方人可能不適合吃；我們可能認為這只是一種口味上的偏好，但是有科學家研究指出，只有日本人才能消化包覆壽司的紫菜，並從中獲取能量，但是西方人體質卻沒有這種能力。這是一則令人吃驚的實驗結果；也就是說，「只有某一特定的人種能從某一特定的飲食中攝取特定的能量。」

就如同稻米，不管台灣南北部、大陸長江流域，或美國東西兩岸、偏南偏北，都適合吃。而燕麥、蕎麥就屬於比較冷的地方才適合食用的食物；南方溫暖地帶則較不適合，可是澳洲人又適合吃。這是什麼因素？因為這是當地盛產的食物。素食者如果沒有注意這一點，就可能吃下太多非當季食品、非當地的進口食品、以及更多的加工素食品。這也是為什麼很多人長期茹素，身體卻沒有變得更健康的重要原因。

環境中的氣候因素會對食物特性產生直接的影響。譬如，居住在氣候炎熱的地區，身體容易燥熱，需要調節體溫，使其不至於升得太高，食用當地的食物可以產生輔助作用。但是，現代人已經忽略了食物的屬性，遺忘居住在什麼地區，在什麼季節該吃什麼食物？當我們出國旅行在當地餐館或小吃店用餐時，會覺得那裡的飯菜特別好吃，但是一旦把這些當地的料理和食材帶回家吃，吃起來就會覺得不一樣，其原因在於當地獲得的食材適合在地人食用。

老祖先的生活智慧告訴我們，新鮮的食物就是要「當地、當季、當令」。在最合適季節種植的蔬菜，成長於擁有最適當的氣候和土壤的環境下，吸收天地的精華，不必施用農藥，自然長得好，而且吃起來新鮮、口感佳、營養充足，更因當季盛產的產量大，價格相對便宜。

遠古人類祖先的採集、狩獵生活方式其實不比現代人差，不僅飲食內容多樣化且營養，心靈敞開自由，體格也更健壯。考古學者在全球各地對古代人類骨骼樣本的研究，幾乎都可以找到相似的答案。在美洲，原住民印第安人的營養最好，而西班牙人進入美洲後，人們吃得越來越精緻，營養狀況反倒下降。獲取營養最好的時期是在農業還沒有擴展的階段。人類有史以來的兩百萬年間，大部分的時間是以打獵、採集為生，經常移居，甚至很少耕作，基本是地上長什麼就吃什麼，獵到什麼就吃什麼。這種生活方式能充分利用自然環境內的資源，不會完全依賴單一的食物，而攝取到身體所需的完整能量。

「宇宙有一種無所不在的能量，稱之為生命能量，積聚而來的能量具有巨大療癒力。」

——琳恩・麥塔格特（Lynne Mc Taggart）

四．宇宙有道理

「混沌導致複雜，複雜開啟生命。」

——約翰．葛瑞賓（John Gribbin，英國天文學家）

自古以來人類就對宇宙充滿著無限的想像，不管是透過宗教、神話演繹的故事，或是哲學、科學邏輯的推理，幾千年來對宇宙真實面貌的企求從無止息。現代科學家所認定宇宙初始為混沌的形態，大約在一百五十億年前，宇宙中所有原始物質密集在一起，構成超高溫、高壓及高密度狀態，由於極不穩定隨即爆炸膨脹開來，經過一系列蛻變，終於形成各種天然元素，即宇宙大爆炸理論。

老子對於宇宙的本源則有獨到的見解，他提出了一個抽象的概念來解釋，就是所謂的「道」。《道德經》提到：「有物混成，先天地生。寂兮寥兮，獨立而不改，周行而不殆，可以為天下母。吾不知其名，字之曰道，強為之名曰大。」這裡告訴我們，「道」是一種混然而成的存在，產生在天地初生之前，寂靜虛無，超然獨立，永久不變，周而復始，循環運行，永不倦怠。它稱得上是天地萬物的母親，老子稱自己不知道如何形容它，只好稱之為「道」，勉強在名字加上一個「大」。「大道」可視為宇宙大自然的規律，也代表宇宙本源的概念。

接著他又說：「道生一，一生二，二生三，三生萬物」；「天下萬物生於有，有生於無。」從一到萬物都是「道」所生化出來的，因此沒有任何東西能脫離「道」而獨立存在。「無」不是沒有東西，而是一種無形無相的存在，卻能產生出有形有相的萬物，當代天文學的最新觀點——「宇宙起源於無」，與中國古代道家思想奇妙的相吻合。

「無極生太極，太極生兩儀。」

——易經

太極圖是中國老祖先對宇宙本質的最佳詮釋。一個圓圈、一條曲線、兩個圓點，兩條黑白魚的圖形，它構成了豐富深邃內涵，蘊含著整個宇宙陰陽能量運動的規律。無極是空無一物之圓，在混沌未開、事物未成之前的空無狀態；太極陰陽相對又統一，相應又合抱，代表事物之有的狀態。宇宙形成於「無中生有」，無極生太極的無限循環過程，成就了大自然的萬有萬物；形成了自然界的生命體與非生命體，生生滅滅的循環現象。世界一切有形物質，皆源自於「無」，而這個「無」並非空無一物，浩瀚的宇宙中存在著人類看不見、感覺不到，以及無法理解的「微妙存在」。

如果將太極圖看成是立體動態的形狀，這時會發現兩條陰陽魚立起來，呈漩渦狀交紐在一起，並且呈螺旋運動，其中一白一黑兩條魚的眼睛則表示宇宙所有事物之間存在著的一種相互融合的聯繫關係。

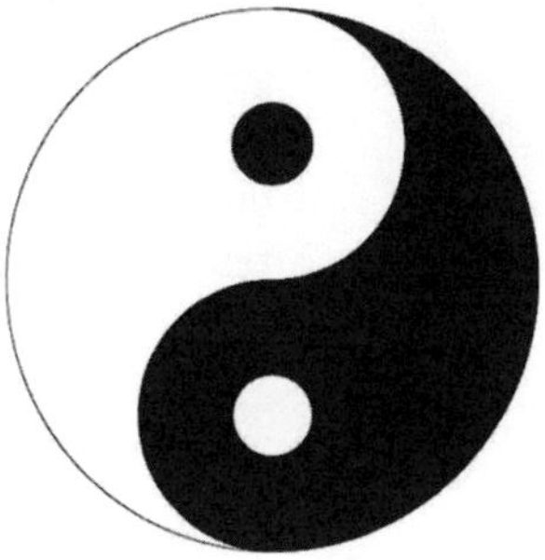

太極圖

宇宙中的物體無論怎樣複雜，都可分為陽性的正力和陰性反力，二力相互作用，動靜之間，相互交織，構成了宇宙基本形式——漩渦。宇宙之間存在各種現象，都可發現漩渦的蹤跡。大到天體星系（銀河系漩渦），小到基本粒子（電子）無一不是在磁場的相互作用下旋轉，旋轉是天地間萬物運動的普遍現象。漩渦的旋轉構造亦可說是宇宙的基本特徵。而且，宇宙的旋轉構造並非單純的圓形，而是依螺旋狀的迴轉；「螺旋」乃宇宙、銀河、星雲移動之旋轉狀態，其圖騰如卍字（讀音ㄨㄢˋ），包括人類及生物之遺傳基因DNA（去氧核醣核酸）的雙螺旋構造。

銀河系是太陽系所處的星系，它像一條流淌在天上閃閃發光的河流一樣，古稱銀河、天河。銀河系是漩渦星系，從裡向外伸出了四條旋轉的「旋臂」：人馬臂、獵戶臂、英仙臂、三千秒差距臂，每條「旋臂」都由難以計數的恆星和星雲組成。

其中，我們生活的太陽系在銀河系的獵戶臂附近，位於人馬臂和英仙臂之間，距離銀河系中心約二．五萬光年。如果仔細觀察，我們會發現銀河系的四旋臂結構與「卍」字符號非常相似。「卍」字象徵著銀河系，這個字元的存在蘊含很多意義。這個字元數千年來一直被流傳著，生活在這個地球上的各個民族中幾乎都可以發現它的蹤跡，它象徵著吉祥和天地的守護，也代表無限循環以及圓融的狀態。

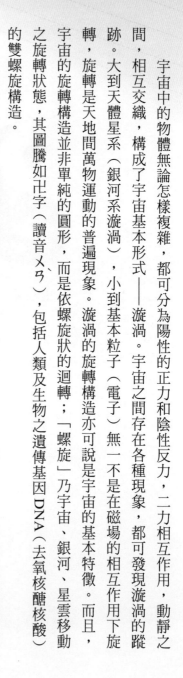

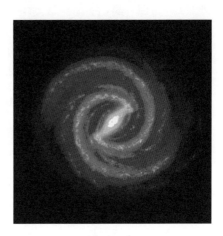

銀河系

1. 虛空的力量

人類存在宇宙這一微小角落的時間實在非常短暫，但是大自然並未因此漠視我們的需求，依然在浩瀚無垠的時空中，盡情揮灑它的偉大力量，讓人類在地球生生不息的繁衍。人類跟其他動物最大的差別是，我們對於生存的問題總是提出許多疑惑，並擁有尋求答案的無窮能力。

宇宙虛空並非空洞無物。其實宇宙許多現象都一直影響著「生命」的存在，其中擁有獨特性質的「黑洞」及「白洞」就是其中之一。「黑洞」是一種宇宙的天體，在黑洞中沒有時間與空間的定義，宇宙中沒有其他物體能比它更有效率地將物質轉變成能量；也只有它能像個極巨大的旋轉電磁場一樣，將物質以近乎光速彈射到數萬光年之外。由於黑洞擁有極強的引力，能將附近的任何物體一吸而盡，而且只進不出。

如果將黑洞當成一個「入口」，那麼，應該就有一個只出不進的「出口」，就是所謂的「白洞」。由於具有和「黑」洞完全相反的性質，所以叫做「白」洞。白洞的基本性質正好和黑洞相反，白洞內部的物質可以流出邊界，外界的物質卻不能通過它的邊界跑進去。所以，白洞可以向外界提供物質和能量，卻不吸收外部的任何物質和輻射。因此，白洞像泉源不斷地向外部噴射物質。

宇宙中黑洞和白洞的存在是並行不悖的，黑洞奇點是物質末期塌縮的終點，白洞物質的奇點是星系的始端，兩者是不同時空活動的端點。

「宇宙中我們這個富饒的角落被它周圍的一切所支配，包括銀河系中心的黑洞。這些特殊的遠離宇宙其他部分的地方，在塑造我們的過程中，扮演了最具影響力的因素之一。」

——凱萊布・沙爾夫（Caleb Scharf，美國天文學家）

科學家發現黑洞其實並不黑，而且黑洞會發光，但是這種光眼睛看不到。位在銀河系中心的這股超大能量，比太陽質量大四十萬倍的黑洞，在它改變周遭物質時，也輻射出巨大的能量，它對宇宙所有的星系，有著驚人的影響力，黑洞幫助銀河系的行星數量保持平穩。黑洞與生命之間的聯繫很複雜，包括地球上所有生命體的存在，它都有著絕對關鍵的影響力。

天文學家認為整個地球都是由早期環繞太陽的塵埃所形成，太陽系中的固態物質概莫如此。但是塵埃本身又從哪裡來呢？答案就是黑洞。當物質被吸入黑洞，在下落過程中釋放能量，產生無線電波還有大量其他射線；但並不是所有的這種物質都被吞噬進去了，部分物質經過烘烤、轉化又被回吐出來。在這種無限循環的過程中，從而導致恒星的高速形成和新元素的誕生，包括地球生命的起源。

「陰陽者，天地之道也。」

——黃帝內經

古人對自然界的規律有獨特智慧的見解，他們認為世界的萬物不是獨立分離的，而是處於一個和諧共存狀態。沒有一件事物或形態能夠獨立於整體而存在，每一件事物與整體環節都有著關聯，透過簡化事物關係，逐步解釋宇宙複雜的現象。

太極圖一白一黑代表陰、陽，白中有黑點，黑中有白點分別表示，陽中有陰，陰中有陽，而且這兩點不是對立，而是相互融合在一起，陰中有陽使趨於動，陽中也有陰使趨於靜，大宇宙中的一切生命體都是一個個小宇宙，也是大宇宙的共同體。

人體也具有太極運轉規律，整個人體是一個陰陽合抱體，每個細胞則是微合抱體。當陰陽平衡運行時，則身體健康，精神愉悅，一旦陰陽開始分離則生病。生命體小至細胞，大至浩瀚的宇宙，一切萬物都離不開太極與陰陽的活動；包括人體的五臟及大腦，都有特定的能量波動頻率，每一個組織系統也有陰陽的規律運動，這是生命的律動，一旦發生失衡，輕者身體有病痛，思想產生煩惱，重者導致生命滅亡。人體最基本的陰陽活動表現在呼吸、心臟及大腦，一旦呼吸、心跳及腦波停止即意味著死亡；人一呼一吸及心臟的一舒張一收縮，正是太極陰陽的基本展現。

人體是一個充滿智慧的有機體，也是一座高度精密複雜的能量場。這個場裡面有光波、有電波、有音波等，循環全身不停轉動，並且連結著大自然那股神奇造化的力量。科學的歷程就是不斷探索未知，雖然目前的科學還無法證實。但是，可別因為我們看不到、摸不著且無法理解，就認為它是不存在的，而讓自己失去瞭解「生命真相」的機會。

2. 共振造就世界

共振是物理學的一個重要概念，通常是指兩個振動頻率相同或相近的物體，其中一個發生振動時，會引起另一個物體振動，這些特定的頻率稱為共振頻率。共振在聲學中稱為「共鳴」，每個物體都有它特殊的振動頻率，當一個物體振動發出聲音，與有相同振動頻率的物體，也會跟著一起振動而發出聲音的現象。

所有振動或波動都會產生共振現象，宇宙的所有物質都會產生波動，大到星球小到原子，幾乎都能以一個或多個特定頻率來振動。共振不僅在科學上應用範圍非常廣泛，共振現象可以說是存在宇宙間最基礎的自然現象。在某種程度上甚至可以說，是共振造就了宇宙和世間萬物，沒有共振就沒有世界。

「如果想要瞭解宇宙的奧祕，那就從能量，頻率和振動的方面去思考。」

——尼古拉．特斯拉（Nikola Tesla，科學家）

科學家告訴了我們，宇宙是在一次霹靂大爆炸後產生的，而促使這次大爆炸的根本原因之一就是共振。當宇宙還處於混沌的狀態時就開始產生了振盪。最初的時候，這種振盪是非常微弱的。漸漸地，振動的頻率越來越高、越來越強，並引起了共振。最後，在共振和膨脹的共同作用下，導致了一陣驚天動地的轟然巨響，宇宙在瞬間急劇膨脹、擴張，然後，就產生了日月星辰，而且這種造化現象仍然在持續的進行中。共振不僅創造出了宏觀的宇宙，在微觀的物質界也與共振有著密不可分的關係。微觀世界中的原子、電子、光子等物質運動的能量都是以波動的形式傳遞的。

共振作用形成了地球生物的防護網。紫外線是太陽發出的一種射線，如果過量進入地球，將會使生物的機能遭到嚴重的破壞。所幸，大氣中臭氧層的臭氧它的振動頻率恰好能與紫外線產生共振，因而吸收了大部分的紫外線，轉換成對生物體無害的熱量。

另外，共振也使地球維持在適當的溫度，給地球生命營造出一個冷熱適宜的生存環境。雖然經過臭氧層的隔離，但仍有少部分紫外線能夠進入地球表面，這些紫外線經過地球吸收後，能量減少，變為紅外線，擴散回大氣層中。而紅外線的熱量，又和二氧化碳產生共振然後停留在大氣層中，使地球的溫差維持在適度的範圍，創造出一個能夠讓萬物孕育生命的適宜環境。而我們所熟知的植物光合作用是葉綠素與陽光共振，產生氧氣與養分。所以沒有共振作用植物便無法生長，人類和動物也因此會失去了食物的來源。等於是沒有了共振，地球上的生命便不存在。

共振是宇宙一切活動的基礎，共振也普遍存在於各種生命活動之中。人除了呼吸、心跳、血液循環等都有其固有頻率外，人的大腦進行思維活動時產生的腦波也會發生共振現象。我們喉嚨間發出的每個顫動，都是因為與空氣產生了共振，才形成了一個個音節，構成一句句語言，才使我們能夠用這些語言來表達我們的情感和社會進行互動，共振也使我們的耳朵能與人交流和聽到各種美妙的聲音。類似的共振現象也同樣普遍地存在著大自然界其他動物身上，如蟲鳴鳥叫都是巧妙運用共振來發聲。不僅如此，綠葉是靠葉子對陽光中的紅光和藍光的共振反射顯示出綠色的，紅色水果則是靠把陽光中的綠光和藍光共振輻射出紅色的光。我們所處的色彩繽紛世界，無一不是拜共振之所賜。

宇宙其實是由有形的「物質世界」和無形的「精神世界」所組成；就像人類除了「肉體」之外，還具有一個「精神體」。由於科技儀器無法檢測到精神世界，以及肉眼看不到精神體的存在，因此，現代科學能解釋的宇宙現象其實是很有限的。現代物理學家告訴我們，如果將任一物體分解到極微小至電子、質子的地步，它們就不再具有物質的特性，它們就像是一團能量而非物質，以波動的方式分散在空間中。

幾十年來科學家與各領域的專家一直在進行各種生命奧祕的試驗。他們研究發現，整個宇宙充滿著一種所謂「大自然場」。從基本原理來看，所有的萬物全都是一股大能量場裡面的能量組合，在自然界中物體都有其特定波動及頻率，波動的訊息無所不在，並以共振頻率與周圍進行訊息和能量交換，這種波動能量像是發電機，是啟動生命本質的核心動力。

在自然界中見到的所有物質都是由各種化學元素的原子所構成的，每一種化學元素，都具有不同週期、不同頻率與不同波長的能量。人體也是由各種元素組成的整合體，所以人體各個器官細胞不僅具有能量，也是能量的組合體，人體本身就俱備一定的能量。然而，各個器官組織因密度、體積或功能等因素而活動頻率不同，當然所俱備的能量也略有差異。

如今，我們可以藉由科學儀器，偵測出各個器官活動的頻率，形成波動頻率圖。例如大腦、心臟、呼吸系統等，經由儀器的偵測可以分辨其活動的頻率，並在螢幕上顯示出腦電圖、心電圖、呼吸波動圖等相應的頻率顯示圖，科學家將這股能量在人體的展現稱為「生物能量場」。我們將它稱為「生命能量場」，因為它不僅是物質性質的「場」，其中也包含精神性質的「場」。

「人類的意識深處是一體的，除了外觀，我們之間是沒有界限的。在宇宙裡，一切的萬物是無限的連結在一起，所有的意識是相連的。」

——大衛．玻姆（David Bohm，美國物理學家）

3. 營養≠能量

宇宙的本質就是訊息、活動與能量。能量是物質的基礎，物質是能量的聚合，一切活動都靠能量的轉變運作。人類和一切萬物全都是「大自然場」裡面的能量組合，這種波動能量場，就是生命的動能。換言之，在我們的最根本存在層次，所有人彼此都有連帶關係，而且和世界也有牽連，我和我們的世界及大自然原本都處於共振的狀態。

萬物皆由能量所組成，能量以波動的方式來傳遞訊息，宇宙萬事萬物的活動，包括人體所有的功能都依照這種基本形式在運作。人體一直與外界密切交流，特別是精神體的部分，人體是一個能量系統，我們不僅靠食物獲得能量，也接收大自然中能量與訊息，這是我們賴以維生的根本。

整個宇宙都瀰漫一股微妙的力量，在地球上經過陽光及各種磁場能量相互作用產生波動能量，才能孕育具有生命的生物。生活在大地的人類，身體內所需的礦物質和能量來源都是來自於天地。但是，時代的進步，科學文明卻阻隔了人類與大自然的接觸，包含身體與精神，因此，人們無法受益到來自於天地的微妙能量，人體的生命能自然不足，因而造成自癒能力退化，生命光輝也跟著逐漸消失，身心健康亮起紅燈。反之，現在若能把人類失落的本能找回來，調整人的體質，變化人的氣質，重新回歸人與大自然共體的平衡狀態，身心的健康也就能自然回歸。

生命力是生命能的展現，當我們生命能不足時，其實就代表著我們的身心出現了問題。雖然不表示已經生病，但卻已經形成足以影響我們生活的困擾。這樣的現象常發生在人的身體上，體內負面能量過多，會導致細胞變質形成陰性體質。

器官組織發生病變前會先反映在能量狀態，能量的波動頻率異常，而後逐漸反映到人體上，人之所以產生疾病，都是因為身心不平衡。如果我們能在器官或細胞出現質變之前，就給予能量上的改變，後續的疾病可能就不會發生。

量子力學已經是當今最重要的新科學，量子的觀念指出：物質解析到最後就是能量與波動，宇宙中的任何物質無時無刻都在振動，從生物到非生物亦然。所有的物質包含人體都是處於是一種振動的狀態，雖然我們看起來這個身體就是一個實體，但是我們身體每個器官、每個部位都有一定的振動頻率與節奏。

原則上，人體一直處在和大自然共振的狀態，或可以說是我們處在的世界與宇宙萬物產生共振。人體的健康狀況與大自然息息相關，當人的身心健康與大自然處於和諧共振的狀態，即古人認為的天人合一或陰陽平衡。超微粒子是宇宙一切物質的基本單位，超微粒子適用於自然界的萬物，包括動物、植物，甚至是人類。超微粒子具有光，並且以一種波動的方式在進行活動。生物能量就是透過光和電進行訊息的交換，人體的生命能也是一種光，我們吃進的食物，不僅吸收其物質營養，也接收它的光與波動能量。

人類的祖先原本過著狩獵、採集的生活，一萬多年前轉變為畜牧耕種的方式，過去的食物完全來自大自然的滋養生長，人們從能量結構完整的原始食物中獲得生命的滋養，即使一粒小芝麻都蘊含天地完整的精華。反之，為了使農作物達到產值極大化，開始利用人工機械、化學肥料、以及農藥和生長激素，來強迫土地不斷生產，最後土壤貧瘠再加上化學藥物殘留使能量變質。正常的植物需要五十種以上不同的化學物質，才能維持良好的生長茁壯，大量生產以化學肥料栽種的植物則會產生營養缺陷，不僅如此，植物也會因為缺陷而喪失原本的生命力。

古語說：「物必先腐，而後蟲生之」。蟲或微生物（細菌）在大自然界當中扮演清道夫的角色，一旦物質開始衰弱，或出現老化，這時它們就會出現，開始處理分解這些虛弱的食物，讓其回歸大自然後重新利用。但是人類卻發明各種阻止細菌或昆蟲的化學藥物，開始對植物噴灑農藥，以避免作物的損失，導致全世界農業培養出有缺陷又有毒的作物。

人類所需要的營養及能量存在食物之中，如果食物營養具有缺陷且帶有毒性，我們食用後也同樣產生缺陷、毒性，最終喪失免疫力而致病。這是大自然的法則，當我們體內的微生物變多了，代表身體內有微生物要分解的物質，結構越複雜的物質越需要所謂的「超級微生物」來分解它們，如果我們吃了太多含有毒化學物質的食物，這些變質的食物要如何被身體分解呢？

當我們提供微生物在體內增生的環境，免疫系統就會愈來愈虛弱，等到無法代謝這些毒素的時候，身體機制只能將它們包覆，最後的結果就是形成腫瘤。

所有的生命都是一個共同體，人類在追求文明發展的社會型態之下，自然界本來純淨的環境，逐漸被破壞而失去了原貌。近百年以來，人類賴以生存的地球，充斥著精神與物質的汙染。當人們離開了大自然的活動，生活環境又充滿污染，就導致人體累積陰性能量過多，生命的狀態就變成「陰性體質」。科技的發達讓生活更快速便利，造就現代人身體的活動量嚴重不足；講究競爭力的社會型態，讓每一個人的精神時常處於高壓狀態。**人類的科學發展越是進步，生活反而越忙碌，醫院也越蓋越大，失去健康與快樂的人越來越多。種種的現象都顯示，現代人幾乎百分之百都已經成為陰性體質的候選人。**

細胞是構成生命的最基本單位，人體約有六十兆個細胞，身體的活動是細胞更新替換不斷延續的過程。當人體細胞的生存環境不良或徹底喪失活性時，細胞的生命週期就會縮短。「陰性體質」使得人體免疫力降低、自癒力無法發揮，這對機體組織器官非常不利。良好的生理功能完全是依賴於細胞的正常新陳代謝，當大量細胞出現病變時，人體便會生病，反之，讓每個細胞擁有充分活力，則身體必然健康。

五・溫度決定生存條件

「大自然利用體內的自然抵抗力去做真正的治療，在正常情況下，大自然常常是一位最偉大的治療者。」

——亨・畢勒（Henry Bieler，美國醫師）

人類生存的地球距離太陽一億四千九百六十萬公里，年平均攝氏十五度的溫度，提供生命適合生存的環境。而離太陽較近的水星、金星，因為溫度高達四百度以上，水分都蒸發了；離太陽較遠的木星、土星等，因溫度在零下一百度，全都是冰。地球上的「溫室效應」使大氣層透過捕捉輻射，讓不同地區的氣溫相對穩定。如果沒有溫室效應，地球就會冷得不適合人類居住。據估計，如果沒有大氣層，地球表面平均溫度會是負十八度。正是有了溫室效應，使地球平均溫度維持在十五度，然而當下過多的溫室氣體導致地球平均溫度已經高於十五度。

「溫度」，是決定生命存在的關鍵因素。溫度使地球上的冰塊融化成充滿活力、滋養著萬物的水；又使水變成了蒸氣，使空氣更加清新、滋潤，孕育著生命。以滿足人類「需求」為主的各種活動，已經使大氣層的溫室氣體含量增加，由於燃燒化石燃料、二氧化碳及甲烷等產生排放的氣體，經紅外線輻射吸收留住能量，導致全球表面溫度升高，加劇溫室效應，造成全球暖化，使我們賴以維生的環境面臨極大的挑戰。地球溫度增加或降低一～二度，就會對生命造成重要危害，那麼提供人體細胞生存的環境，體內的溫度是否也相對的會影響每一個人的健康狀態？

1. 人體的空調系統

人體的血液滋養著我們全身，當體溫降低時，血液流速減慢，就出現滯塞、瘀堵，當溫度進一步降低，血液就會凝固，生命就面臨死亡。人體內有一套「空調系統」，這個系統的運作模式，有一部分功能負責調節身體內部的溫度、濕度、氣壓等，目的是要維持身體的內外平衡，將體內環境維持在最適狀態，讓五臟六腑及各種組織能夠正常運作。這個系統的開關在人體的腦部下視丘，有一處稱之為「體溫調節中樞」，體溫調節中樞是人體空調系統的溫度開關，負責管控身體的體溫恆定，正常人平時不生病時的體溫約在攝氏三十七度左右。

日本醫學博士石原結實在《體溫力革命》一書中指出，溫暖的身體擁有戰勝疾病的力量！孩童的體溫很高，尤其是嬰兒時期更是連身體或肌膚都處於柔軟的狀態。然而，隨著年齡增長不但肌膚越來越粗糙，整個身體也逐漸僵硬起來。追根溯源，五十年前的人們，體溫還有三十六．五度左右，而近年來，人體體溫已驟降至三十五度左右，因為生活習慣的改變，現代人喜歡吹冷氣，喝冷飲，這都是造成體溫下降的原因。低體溫將導致一連串的疾病，尤其是易形成水腫型的身材，並且使體內血液污濁，使白血球吞噬壞菌的能力降低，進而降低人體免疫力。

人體理想的體溫是三十六．五度至三十七度。特別是「三十六．五度」，可以說是一個分水嶺，人體的空調系統會將體溫維持在這個安全範圍。平時待在寒冷的環境或吃太多寒涼的食物會讓體溫低於安全值「三十六．五度」，體溫調節中樞就必須啟動升溫機制；反之，處在炎熱的環境或吃過熱的食物會讓體溫高於安全值「三十七度」，身體也必須啟動降溫機制。

這套系統為了維持身體的正常體溫，必須將體內能量轉換為動能來執行這項任務，如果待在高溫或低溫環境太久、常吃太寒涼及過熱的東西，將使人體的空調系統負荷太重，會消耗大量的生命能，嚴重的話甚至會危害到性命。

「提高一度體溫，增加五倍的免疫力。」

——石原結實

東方人（黃種人）跟西方人（白種人、黑種人）的基礎體溫比較起來原本就較低。隨著科技化的便利生活型態，導致我們的體溫普遍性更低。很多人每天都處在充滿著冷氣空調的室內環境，另一方面，精神壓力、寒涼食品、化學食品添加物等因素，都會導致人體的體溫降低。其實大家透過肢體的活動，就可以升高體溫，但是，生活中電器產品的普及，交通工具越來越發達，身體的活動機會越來越少。這一切都在無形中帶來了一個結果——體溫偏低。

人體長時間的低體溫在中醫稱為「寒症」。「寒症」將會消耗大量生命能形成陰性體質。**寒症主要是由兩種因素所造成，一是人體受風寒、飲食、藥物及環境寒涼；二是生活壓力大、作息日夜顛倒、身體活動量不足。**體溫決定細胞生存條件，體內寒涼導致體內環境不利於人體細胞的生存，將造成免疫功能大幅下降。

社會越進步的地區，亞健康族群人口越多。現代人常見的慢性病，不管是過敏症、肥胖症、癌症、腦中風、心肌梗塞、糖尿病或憂鬱症等，所有這些文明病的成因之一，即是來自於個人生活習慣所養成的「寒症」。

大自然會配合季節的輪替，提供人體所需要的食物。正常情況之下，人在炎夏時會多吃寒涼的東西，寒冬則會吃溫熱的東西。夏天當季的茄子和小黃瓜都是會讓身體冷卻的寒性食材，而冬天當季的胡蘿蔔和馬鈴薯則是可以讓身體溫熱起來的食材。

但是，現在已經不再是單純攝取當季食物就足夠的時代。即使在夏天，現代人的身體也多半是虛寒的。夏季要攝取有助於讓身體冷卻的食材，這個概念是老祖宗從生活經驗裡得到的智慧。因為在以前的生活型態裡，並沒有冰箱、冷氣之類的設備，於是寒涼食物便扮演著負責冷卻身體重要的角色。問題是現代的環境幾乎到處都有冷氣空調，所以身體處於炎熱中的機會可以說少之又少。在這樣的情況下，如果持續攝取寒性食材，當然會讓身體持續處於低溫的狀態。

因此現代人身體普遍性虛寒，尤其是生活在都市的人口。因此，日常飲食選擇要注意氣候季節的變化，盡量避開寒涼食物及冰品冷飲，以免讓腸子的溫度下降到無法自行蠕動。宜多吃溫熱性質之食物，攝取寒涼性食物時宜搭配溫熱性食物一起食用。

尤其有虛寒的人，不宜過量吃生機飲食，應多進食溫熱飲食，如堅果類、薑茶。吃生菜時加入有溫補功效的紅棗、栗子、山藥、核桃等配料，加些混合薑汁的沙拉醬，可減輕寒涼對身體的傷害。

2. 病從寒中來

水可以載舟，亦可以覆舟，水的比率佔人體的百分之七十，水除了運輸養分、平衡人體的器官，也有調節體溫的功能。正常的水分可以促進新陳代謝，但多餘的水分就是濕濁。如果無法及時排出就會有積液和痰濕，這些滯留的體液有黏滯性、膨脹性、阻塞性，停滯存於身體的各個角落時間一久，易產生各種形式的病症。

人體受風寒的一大因素就是「水氣」，當體質變寒或體內水分囤積過多，只要讓排出體內多餘的水分，讓身體回暖，體內平衡機制自然能讓身體恢復健康。這就像著涼會腹瀉、感冒時會流鼻水、打噴嚏一樣，都是將水分排出體外的反應。

常見的夜間頻尿症狀，也是因為平時體溫就偏低的人，到了體溫更低的夜晚時分，身體為了將造成體內虛冷的水分排出的一種保持體溫的自然反應。

石原結實博士也表示：「對人類來說，水分雖然是必需品，但在體內囤積過多，就會變成一種毒。」西醫並沒有寒涼或寒症之類的概念，因此認為人體在攝取水分後一定能以尿液形式自然排泄，建議大家多喝水，但是卻忽略人體空調系統的平衡機制。

早在幾千年前開始，中醫就將人體囤積過多水分引發的疾病稱為「水毒」，水其實可能變成一種有毒物質。當體內囤積多餘水氣時，身體會變冷，血液內的脂肪、醣類營養，還有尿酸、尿素氮、乳酸等廢棄物質的燃燒和排泄功能會變差，導致浮腫、虛胖等問題，血液中的殘餘物和廢棄物一旦變多，血液也會變得混濁，「水毒」還會引發其他各種症狀。

身體無法排除的酸水最容易滯留在肌肉深層及關節之中。這裡距離皮膚表面較遠，由於二氧化碳是廢料，是身體產生的最大量的毒素，體內產生的二氧化碳要由靜脈帶走，一旦血液循環不順，氣不到新血不來，舊血送不走，就在肌肉、關節中產生酸水堆積，尤其是關節中的滑囊及四周韌帶，於是五十肩等等各種肌肉痠痛就會發生。

多餘的水分也是造成下半身虛冷的原因。結果存在於下半身的血、熱、氣等都往上半身集中，形成了「頭熱足寒」的狀態，而伴隨而來的就是臉泛紅、焦慮、心跳加速、咳嗽等症狀。不僅如此，水毒會妨礙體內的氣血循環，引起肩頸僵硬、痠痛及精神不濟等症狀。**人體內的多餘水分，會降低體溫，阻礙體脂肪燃燒，造成脂肪不斷累積，讓肥胖情況變得更嚴重。長期下來，還會引發高血壓、心肌梗塞、中風及癌症等危機。**

水是維持人體生命活動必不可少的物質。但是，如果水分攝取過量，水的冷卻作用會讓身體變冷，進一步降低人體的體溫。人體具有矯正身體異常的自癒能力。水分在體內蓄積使身體降溫變冷，促使人體啟動增溫系統，透過更多的排尿以及除濕作用。但是，如果水分過量，身體過度冷卻，會使身體消耗過多的生命能量。於是身體越來越冷，器官的功能減退，排泄活動發生停滯，水分會蓄積更多，進而形成惡性循環，如果體溫低於安全值「三十六．五度」，則會對身體產生傷害。因此，飲水還是要適量，當身體真正需要水的時候，它自然會發出通知訊息。

要訣：溫開水是一種均衡劑，一年四季只喝溫開水對身體最健康。

3. 薑是還魂藥

薑是日常料理最常見的調味料，《本草綱目》記載：「薑辛而不葷，去邪避惡，生痰、熟食，醋、醬、糟和蜜煎調和，無不宜之，可蔬可和，可果可藥，其利博矣。」，薑的主要成分為薑油、薑酚、薑酮、薑醇、薑油、月桂烯、薑辣素、水芹烯、檸檬醛、芳梓醇等。能促進血液循環、腸道蠕動、幫助消化，具有振奮和輕微刺激作用。薑的好處不在於提供營養素，而在於它具有多樣的保健功效。

生薑的藥效主要是來自於能夠暖身的——薑酚。薑油加熱超過三十度就會開始變成薑酚。它能促進血液循環、提高體溫，進而增進代謝，促進脂肪或糖分的燃燒，也因此能改善肥胖、清血、預防新陳代謝症候群。生薑含有的薑油則能增加免疫細胞中的白血球，提高免疫力。

俗話說：「薑御百邪」，生薑熬湯的別名為「還魂湯」。薑祛病保健的方法歷史悠久，古人有「朝含三片薑，不用開藥方」、「冬有生薑，不怕風霜」、「家備小薑，小病不慌」等諺語。薑味辛性溫，活血化氣，吃過生薑後，身體會增溫發熱，這是因為它能使血管擴張，加速血液循環，提高體溫促使毛細孔張開，這樣不但能把多餘的熱帶走，同時還把體內的寒氣驅出。

當身體吃了寒涼之物，受風寒雨淋，或在冷氣房待久後，吃薑能協助身體快速排除寒氣。

它特有的「薑辣素」能夠刺激胃腸黏膜，使胃腸道充血，消化能力增強，有效調和吃寒涼食物過多引起的腹脹、腹痛、腹瀉、嘔吐等症狀。

生薑比乾燥的薑作用力強，選購時應避免變軟、有斑點、長黴、乾扁或表皮上有皺褶的薑。其中薑皮含有薑油等有效成分，而精油成分就在皮的底下，它是薑能促進消化、健胃津脾的精華所在，切勿棄之！薑的使用經驗歷史悠久，多數典籍的記載皆無毒性。薑也有止嘔的功用，對孕婦也無妨礙，因此，對受害喜之苦的女性或者是一種溫和有效的止嘔食物。

「驅寒即驅病，生薑是良藥。」

——石原結實

現在整年都感到手腳冰冷的人越來越多。所有疾病根源都隱藏著——寒症。這是因為身體變冷時，血液就會循環不良。血液必須運送全身所需要的營養、氧氣、白血球等物質並排除廢棄毒物，循環遲滯時人體各種機能運作就會減緩，人就容易生病。要解決各種各樣的身體失調，以提高體溫來溫暖身體是先決條件。

生薑就是最佳首選的暖身食物！除了祛寒、溫暖身體，我們知道薑還有許許多多的功效，如解熱、鎮痛消炎、提振精神、預防憂鬱。早上剛起床的時候，人體的體溫比較低，心情通常會有點憂鬱。如果早餐時沒有胃口，這時候可以喝點薑茶來溫暖身體，藉著薑的溫熱性也可以提神。生薑可以削成薑泥，或是榨成薑汁，直接食用薑泥還可以攝取食物纖維，所以對便祕的人來說也是很適合。

【泡薑茶】

1. 準備一個容量五百CC的真空保溫瓶。
2. 放入約十片生薑片。
3. 沖入一百度的熱開水，然後拴緊保溫瓶，浸泡三十分鐘以上。
4. 小口慢飲，喝完拴緊瓶蓋，持續保溫。

※請注意：薑不宜食用過量，以避免體內過度燥熱，導致人體耗氣，產生不良反應。

4. 營養的基礎從細嚼慢嚥做起

吃東西的速度是個人飲食的習慣，卻是攸關營養的基礎，而且主控權操之在己。細嚼慢嚥可以大幅提高飲食中的營養與能量的吸收比例，身體由於吸收了充分的營養，食慾會自然降低，也就不需要太大的食物量；當食物量減少加上大多數食物可以被小腸完整吸收，食物的殘渣大量減少，包含腸胃在內的整個消化系統的負荷大幅減輕；接著身體才開始有機會清理長期囤積在腸子中的廢棄物。

咀嚼是維持我們身體健康的關鍵。咀嚼所產生的刺激能使腦進化，透過咀嚼可以活化大腦，調節自律神經功能，促進新陳代謝。咀嚼和唾液均有利健康，兩者相輔相成，才能發揮更大作用。

「美食須熟嚼，生食不粗吞。」

——孫思邈（唐代醫藥學家）

自然界中除了乳、果汁之外，幾乎沒有任何食物無需咀嚼就能轉化成能量來源。最好從小就培養良好的咀嚼習慣，且咀嚼的次數愈多愈好，因為這樣才有足夠的唾液分泌。食物經充分咀嚼後混合了足夠的唾液，溫度就接近體溫，其次是食物的營養分子得以較快釋出，並被身體吸收，如此可以減低食道、胃腸等整個消化系統的工作負擔。甚至連喝水及果汁時都可以「咀嚼」，這都是為了幫助身體做「前置消化」的動作。

唾液在古代被稱為「金津玉液」、「瓊漿玉泉」等美名。唾液可以潤濕食物並幫助形成食團，使得食物更容易吞咽。此外，唾液中含有的澱粉酶可以將澱粉分解為醣，因此對食物的消化是從口腔開始的。進食時口腔呈酸性，這種環境很適合細菌滋生，牙齒表面的鈣和磷也開始溶解。咀嚼後唾液大量分泌，唾液含有豐富的酵素，可以分解食物幫助消化、唾液中也含有鈣與磷，可使脫鈣的牙齒再鈣化；唾液還可以維持口腔內酸鹼值的平衡，使牙齒不易被細菌所代謝的酸侵蝕造成蛀牙；更重要的是唾液中含有豐富的殺菌抗毒成分，如免疫球蛋白等都是身體的免疫大軍，可作為防禦細菌感染的第一道防線，保護我們不會輕易的為病毒所侵略。所以有一句養生諺語說：「津液充盈又常含而咽之，能潤五臟、悅肌膚，使人長壽不老。」從這裡就能瞭解到唾液的重要性。

新生胎兒會有「流涎」的現象，是因為腮腺、舌下腺、頷下腺所組成的「唾液腺」，隨著唾液腺體發育漸趨完整，多數的寶寶在三至四個月大後，腺體分泌也就越來越發達，口水分泌自然旺盛。這也顯示此時是生命能最活耀的階段。

人類進食時，身體會自然分泌一種稱為消化酶（酵素）的特殊蛋白質，協助人體將食物營養素消化吸收。延長食物在口腔的時間及仔細咀嚼，可讓舌頭分辨出食物的味道；在辨別味道之後向腦部傳達訊息，轉而通知消化系統，分泌適用這些食物的消化液。

狼吞虎嚥的吃飯方式，因為食物未經過充分咀嚼，多數的食物在大顆粒的狀態下就進入了胃，加上隨年齡增長，消化酵素數量會逐漸減少，使身體分泌消化酵素的速度趕不上食物的供應。大多數的食物不是由於顆粒太大，就是由於消化酵素的不足，使食物到達小腸時成為液態的比例非常低，這些固態的食物最終多數被當成廢棄物排出體外。

吃飯速度快的人，就算吃的量再多，身體能夠吸收到體內的比例很低。這種飲食習慣非常容易引起慢性消化不良，並且由於人體將食物轉換成營養的功能減弱，生理機能會漸漸弱化，實在有礙健康。

「食物有三化：一火化，爛煮也；二口化，細嚼也；三腹化，入胃自化也。」

——華佗（漢代醫學家）

現代都市人想要找吃的一點都不難！中國人有一句俗話：「飯吃七分飽，健康活到老」，「七分飽」則是指吃飯飢飽適中，適度空腹且不要太餓。

人體其實不需要吃太多東西，只要吃對的食物並從中攝取完整的營養，就可以維持人體正常的生命運作。「吃太飽」會對身體造成負擔，而「七分飽」則能提高身體代謝力，延緩身體老化。

這種生活智慧也已經獲得證實，科學家對猴子進行實驗研究，經過長達二十年的觀察後發現，只吃七分飽的猴子看起來比吃十分飽的猴子年輕許多，皮膚較平滑、毛髮旺盛、有精神；且三十年後七分飽的猴子約有百分之三十七的存活率，但天天吃飽的猴子卻只有百分之十七的存活率，顯示證明餐餐只吃七分飽的猴子較長壽健康。

身體對食物的消化、吸收與輸送主要靠消化器官來完成，飯吃七分飽讓消化器官剛好能夠負荷。如果消化吸收功能運轉正常，五臟六腑便可得到足夠的養分供應，以保證各種生理機能正常活動。吃到飽反而讓消化系統工作量超載，長時間處於過勞狀態，將增加罹患慢性病的風險。**能吃是一種福，過飽則變成毒，可別為了口腹之慾賠上健康。**

「不欲極飢而食，食不過飽；不欲極渴而飲，飲不過多。」

——葛洪（晉代醫學家）

這是一則發生在二次世界大戰時的真實故事：英國有一支海軍部隊被德軍俘虜，三十二名士兵一起被關在集中營做苦力，衣不蔽體且三餐不繼。而且當時氣候嚴寒，沒有熱水只有冰水，因此，人在喝水之後身體更加寒冷。這時其中有一位士兵，嘗試將冰冷的水先含在口中慢慢飲下，每口約為數十次，因而意外地發現使用這種喝水方式，竟然可以讓身體一點都不覺得冷。

隨後他將這種方法運用在吃東西上，雖然在德軍的集中營裡，一天的餐點多半是一塊麵包與一碗湯。但是經過他這樣細細咀嚼上百次的吃法，不僅沒有饑餓感，身體反而會感到暖和有力氣。於是他開始將這個方法告訴其他的同伴，但是只有兩個人跟著仿效這種吃法，其餘的人都譏笑他們很愚蠢。在戰爭結束之後，雖然德軍戰敗，但是這支部隊共有二十九人不幸罹難，只有他們三個人幸運地存活下來。

飲食有方確實能夠拯救性命，即使吃下去的東西營養不足，透過細嚼慢嚥的方式，還是可以超越食物的限制。

現代人似乎荒廢了專注吃飯的能力，失去了好好感受食物的本質。何不從現在開始調整節奏，讓心沉澱下來慢慢去感受吃飯的樂趣，享受食物不同的風貌。平時在食物送入口中之前多留意它一眼，讓食物在口中多點時間駐留，感受它的存在與原始味道。每一顆米飯都是經過陽光、空氣、水與大自然洗禮後，方成為食物並完成它們的使命；隨時在生活的每一刻，體會飲食中潛藏的精微能量，才能真正獲得天地的精華。

古代有位禪師，有人請示他開悟後的境界？禪師說道：「我餓了就吃，睏了就睡，渴了就喝。」

那人不信，答道：「每個人不都是這樣子嗎？那有這麼簡單的道理？」

禪師回答：「不不！一般人吃飯的時候不好好的吃，百般挑剔；睡覺的時候不好好的睡，千般思索。」

的確，我們這個肉身不是給我們拿來吃喝玩樂用的，吃飯是為了維護生命，為了發揮天賦，把生命之美展現出來。養生也沒有什麼高深的道理，回歸生活的本質就對了。

5. 排毒無偏方

凡是對人體有不利影響的物質統稱為「毒」。當吃進一堆食物，營養成分經過器官消化吸收之後，產生的廢棄物必須順利排出，否則留存在體內就形成毒。

我們所吃的食物，以及吸進身體的空氣，雖然提供了身體所需的營養與能量得以維持生命，但其中也包含了農藥、抗生素、防腐劑、色素、添加物、一氧化碳等有害物質。**物質有固體、液體、氣體三種型態，體內的廢棄物也有這三態，這些廢棄物囤積在體內太久，慢慢就會變成毒素。**體內的毒素將汙染血液，並且堵塞氣血流動循環，引發器官組織的功能障礙和新陳代謝失調，輕者身體提早老化，重則在短時間內即產生病變，嚴重者甚至導致死亡。

人體有五消，消是散盡的意思。指的是「鼻腔、口腔、尿道、腸道、皮膚」共五個排放體內廢棄物的途徑。人體內原本就存在一套完整的排毒系統，在生理機能正常的情況下，身體透過這五個主要管道將廢棄物排出體外。身體是很有智慧的，不需要我們的大腦去調控，當人吃了不需要的食物，排毒系統會想辦法儘快把它排出去，最基本的方式是經由大小便，以及流汗來進行。

當我們的體溫增高而開始發汗時，皮膚會開始排毒，毛孔也比較能夠暢通地呼吸，所以每個人最好每天都運動，至少讓自己全身流汗一次。其次，**身體最重要的排毒機制就是發燒，發燒不是病，它代表著身體對抗外來侵襲所出現的正常反應，會發燒表示身體的免疫系統正**

常。發燒機制是身體的智慧，免疫細胞在四十度時是最活耀的，可是體溫還不到三十八．五度，我們就使用人為退燒的方式，例如退燒藥或冰敷將體溫降下來，如此一來等於讓用來消滅細菌和病毒的免疫細胞無法發揮它的作用。換言之，我們要求它們不戰而降，讓這些英雄無用武之地。

發燒是身體在大舉修復的象徵。為什麼常見小朋友發燒？因為他們的生命力與自癒力都比較旺盛。隨著我們年紀的成長，毒素累積越來越多，體質變成陰性，加上飲食習慣的不當，很多人已經失去自然發燒的能力了，尤其是老年人，或生命能不足的人。人體排放廢濁氣通常是透過咳嗽、打噴嚏、流鼻水、打嗝、嘔吐、腹瀉、排汗，以及呼吸等方式進行。就像喝汽水會打嗝，是因為人體不需要二氧化碳；喝酒過量後會嘔吐，是因為酒精（乙醇）對人體有害；癌症患者接受化療後會嘔吐，是因為化療藥物是強力毒素。

當一個人有便祕或是排尿不順的情況時，代表液態及固態廢棄物的排洩產生了障礙，應儘速處理，別讓它囤積在體內。而氣態廢棄物質量較輕，當身體產生濁氣的時候，雖然我們會打嗝、放屁將之排出，然而，若是氣血不足或不通時，這些濁氣就無法完全排除，仍然會積留在身上，尤其下腹部之間更容易滯留濁氣，阻礙了氣血的循環，以致發生疾病。

腹瀉也是人體排毒系統中的重要一環，如果一個人體內環境很差，那麼就不容易出現腹瀉的症狀，實際上不會拉肚子的人，可能是腸道功能最差的人。比較接近陽性體質的兒童比較容易拉肚子，成人反而較少拉肚子。並不是兒童的抵抗力不好，而是成人偏向陰性體質，自癒能力較差，所以身體沒有足夠的能量排出毒素。

雖然，我們生活在一個充滿各式各樣毒物的環境，然而，你仍然可以為自己營造一個好的體內環境。**「吃身體需要的食物，用正確的心態生活。」就能啟動自癒系統，也是最自然的排毒方法**。維持人體的排毒管道通暢，減少廢棄物囤積，使生理機能運作正常，從而達到預防疾病的目的，這樣不但能抵禦細菌與病毒的侵犯，還能隔絕許多現代文明造就的疾病！

「多年的實驗和觀察告訴我，細菌不會引起疾病，因為人的功能有障礙，所以細菌才能繁殖滋長。」

——亨利．畢勒（Henry Bieler，美國醫師）

6. 傾聽內在的訊息

一個人的身心健康，大部分責任不在於別人，而在於我們自己。身體目前所呈現的狀態，反映了過去飲食習慣、生活模式和觀念態度所造就的結果；這些因素，也影響了人體的自癒能力。身體常常跟我們對話、發出訊息，小一點是提醒，大一點則是警告，你有接收到嗎？我們的身體比任何「科學儀器」都更為精確，只要我們懂得解讀就可以趨吉避凶。

所有的症狀都是身體啟動自癒力的防護機制之下，所產生的各種現象。例如，發燒是由於免疫系統動員白血球與病毒作戰，刺激淋巴球產生抗體配合消滅病毒，這種過程中其殘骸會釋出一種叫「熱原素」的物質，隨著血液循環到下視丘把體溫調高，所以人就發燒了！再舉一列，電腦族因長時間久坐或姿勢不良，造成腰部或肩頸痠痛，這種疼痛是因為腰部或肩頸筋膜肌肉損傷，造成氣血循環不良，因此身體發出了疼痛的訊息，提醒我們需要處理筋肉的傷害，姿勢要調整正確讓氣血運行通暢。

身體因疾病而產生的各種症狀，其實都是內在發出的訊息。若把人體比喻成一棟大樓，假設某一天，其中一層樓突然起火燃燒，火災警報器也響了，那麼身為大樓的管理者應該怎麼做？我們是要進行滅火或尋求消防隊的支援，還是只去關掉響不停的警報器？「疾病就像身體發生火災、症狀則是警報器」，生病當然要滅火，可是一般人卻只想著拆掉警報器。

找醫生看病的目的就像是大樓管理者撥一一九向消防隊求救，但是，現在的醫病關係卻演變成，只處理讓身體不適的症狀（警報器），並未深入解決疾病的根本問題（滅火）。處理症狀只是暫時關掉或破壞警報器，在人體自癒力的防護機制之下，警報作用仍然會以其他更大的方式響起，再次提醒主人要去滅火。不幸的是，現代醫學往往在疾病治療的過程中，使用了產生副作用的方式，那等於是火上加油啊！這是一個簡單的道理，可是卻只有很少的人能夠理解，如今，為什麼有許多人需要長期吃藥，因為這些藥物只是在不斷地關警報而不能滅火，根本沒有解決病的根源，不持續吃當然會復發，而且吃了有副作用的藥物，又產生新的疾病，因此陷入惡性循環，這樣等於是在浪費時間跟生命。

「其實疾病正是你成熟的契機，那是你內心與你的對話，如果你仔細傾聽，然後加以修正，人生就會因此而有一些感悟。」

——中里巴人（中國醫家）

六．生命的原動力

天地之間有一種精微能量，是萬物存在的動能。

「氣」，存在於人體的精微能量，是生命活動的原動力。氣的源頭來自「天和地」，古人說：「氣乃生死變化之源，天地間萬事萬物無不由氣而生。天地在氣中，氣在天地中。日月星辰、雷雨風雲、春夏秋冬、萬物生長，皆出於氣。人之性命，全依賴於氣。」宇宙萬物的生命力是承受天地之氣而出生成長，人的生命是由天、地、人三氣合成，它有多種多樣的表現形式。

【人體的氣有兩類】

先天之氣：人出生前存在體內的精微能量。

後天之氣：人出生後存在體內的精微能量。

氣又有「先天之氣」及「後天之氣」之分。先天之氣來自於天，地球以外稱為天，**先天之氣是生命最原始的、最初的氣，所以稱為「元氣」，又名真氣，即真元之氣，用現代的語言來表達叫做「靈氣」**。

後天之氣有二種：一是水穀之氣，由人類的飲食營養物質生化而成；二是呼吸之氣，來自大氣中的空氣。這三種氣構成一個活動力很強的精微能量，運行於人體各處無所不在，中醫依照氣的運動形式分為升、降、出、入四種；再按不同的功能特性分為元氣、宗氣、營氣、衛氣。

「氣」具有流動的特性，視為生命動力的泉源。就像是「電源」的作用，這股能量流遍全身，維持人體生理功能的運作。氣流動於全身，推動五臟六腑的功能活動，現代醫學稱為新陳代謝。人體的免疫力依賴於這股動力，氣之強弱決定生命的盛衰。

【氣的作用】

推動作用：具有動能以產生激發與推動力量。
溫煦作用：具有熱能可以維持人體正常體溫。
防禦作用：具有護衛及防禦各種外邪的侵襲。

固攝作用：具有控制與固定器官位置的功能。

人體的先天之氣主要來自於「天」，胎兒出生前的氣乃是由宇宙的精微能量所策動。古人將這股微妙的能量稱為「炁」；「炁」與「氣」同音，「炁」是氣的古字，涵意是形容一種貫串天地間的那種如順水而下，火炎之上，循環不已、生生不息，深蘊造化的微妙能量。「炁」與「氣」有程度、次第、意義上的差異。因此，「炁」≠「氣」，這是兩種不同層次與形態的能量。「炁」即「靈氣」，是一種生命活動中非常重要的能量。「炁」化成形體後，由「氣、血、精、髓」構成與運作，也是後天生命的核心動力。

人體的運作是依靠著這股能量才能夠持續維持四肢百骸、五臟六腑活動的基礎能源。人體的後天之氣來自於「地」，胎兒出生後的氣是由呼吸器官吸收大氣層的空氣，與飲食中的營養物質共同所轉化而成。氣字由「气」與「米」所組成；「气」，雲气也。意思是指大氣層的氣體及精微能量；「米」，粟實也。粟是小米，代表水穀精微，是指食物的精微能量。

現代人以為每天吃營養充足的食物或補品，就足以養生維持健康。其實不然，有些人外表看起來紅光滿面，這可能只是水穀之氣充足而臉色看起來狀似健康，因為先天元氣衰退或呼吸之氣不足，是無法用肉眼看出來的，醫療設備也檢驗不出來。因此才會導致有些人去醫院健康檢查數據一切正常，卻突然生起大病的情況。

內在的「精微能量」若以古老醫學觀點來看，生命是上述三氣合一而成，若只靠營養物質或補氣藥品，並不能補充靈氣及呼吸之氣。先天元氣代表生命力，甚至關係到壽命，人的靈氣一旦轉弱，就是生命轉折危機之開始。而先天元氣之補充，則需要透過特定的身心修煉方式，重新與天地取得連結，與大自然產生瑜珈作用。

我們的學校、社會教育幾乎都只教我們用眼看世界，追求看得到的物質生活，眼前的健康不表示能長期保持，健康的身心來自正確的思維。人是天地的一份子，與大自然有密切的關係，人體各個組織器官共處於一個精密的系統，不論在生理上還是心理上都是互相聯繫，互相影響，人體與外界環境之間，以及人體與外界環境之間，以及人體內部各臟腑之間的陰陽，必須保持相對的平衡，這種關係是人體正常的生命活動基礎。

這種平衡協調的關係一旦遭到破壞，機緣成熟便會產生疾病。我們除了俱備整體健康觀還要付出行動去修持身心，否則世事無常難料，生命的長短沒有人可以預測，至少生命品質可以自己控制。我們可以學習古人的智慧，透過開啟神性系統來提昇先天元氣，人生便能從黑白轉回到彩色。

「善養生者，必知養氣。」

——古諺

1. 氣血共舞

如果把人體比作一棵生命之樹的話，氣就是陽光，血就是露水，二者共同作用於人體，使其成長茁壯。氣血是構成人體和維持生命活動的基本物質，氣為動力，血為基礎，氣血是人體最重要的能量。

人體與宇宙萬物都存在一個動靜平衡的環境，使其正常生存發展。氣血便是動與靜在人體中的展現：**血屬靜，是生命的基礎；氣屬動，是人體活動原動力**。氣血本身具有共振特性，以氣為動力的循環系統，從胎兒時期就已經開始。透過這個循環系統，氣與血提供了全身所需的營養與能量。

「血」即血液，為人體血脈內運行的紅色液體，主要成分為血漿、血細胞（紅血球、白血球和血小板）。血液中含有各種營養成分、無機鹽、激素、酶、抗體及代謝物等，主要提供運送營養、調節器官活動和防禦有害物質的作用。血液藉著紅血球中的血紅蛋白運載氧氣到全身組織，其次是運載營養物質和代謝物（如碳氣、尿素、乳酸等讓腎排出體外）。血液中的血細胞有抵抗外來感染的作用，血漿中的荷爾蒙則是身體不同器官之間的信差等。

血液的生成主要源自於「水穀精微」和「元精」（人體的原始精髓）。水穀精微是生活飲食中的能量，例如紅血球中的鐵質，必須從食物而來；血液中運載的營養亦是從飲食而來。食物會透過消化器官運化為水穀精微，並上輸於肺，藉著心與肺的氣化作用而化生為血；另一方面，藏於腎的精會貫注於骨化為髓，骨髓負責生產人體所需要的各種血球細胞，是人體的重要的造血組織。

人體在胎兒時期，造血器官主要在肝和脾，出生後則轉移到骨髓來；嬰兒時期，所有骨頭的骨髓腔中皆具有造血活動，但到了成人時期，造血功能會集中於胸骨、脊椎和骨盆腔的骨髓腔內，遠端肢體的骨頭則會失去造血活動。骨髓中含有的造血幹細胞雖只有少數，卻能不斷地分裂生成各式各樣的血球，並釋放循環於我們的血管中，來執行其正常的功能。

此外，精亦會歸於肝，從而化為清血。肝是人體內一個巨型的化學工廠，透過它的解毒、代謝等功能，可以將攝入的營養物質進行轉化，並將食物中含有的毒素進行分解，從而淨化血液，確保血液的清潔。血液化生後貯藏於肝臟，隨人體活動量需要而向外輸送，維持各臟腑功能及全身筋骨運動。

血液為生命之泉源，血具有營養和滋潤全身的生理功能，並且同時把廢棄物帶走，這當中氣與血互相的作用。血在心臟的推動之下，內行五臟六腑，外達筋肉皮膚，對全身組織器官起著營養和滋潤的作用。人體的每一個細胞都需要有氣與血來供養，並且同時把不需要的廢物帶走。如果氣血供應細胞養分不足，器官就會營養不良，造成器官與組織的早衰病變。

現代文明病的共同特徵是氣血循環不良。生病是因為身體有地方血液到達不了，而病就會從那裡產生，病的過程不是一下子就發生，而是階段性的推進，一點一點的變差。血液流動遲緩造成免疫力降低所引起的各種併發症，感冒就是最常見的症狀。

「心臟為生命的起始、小宇宙裡的太陽。」

——威廉．哈維（William Harvey，英國醫學家，血液循環發現者）

2. 共振是氣的源頭

現代物理學家王唯工在《氣血的旋律》闡述人體的血液循環系統並非根據流體力學來運作，而是經由血液及血管等身體組織與心臟產生共振來輸送血液。此種「共振」即是中醫所談的「氣」。**氣就是血管及血液中傳送的聲波，共振是氣的源頭，氣行走的路徑叫做「氣脈」，而血運行的路徑叫做「血脈」，兩者合稱為「經絡系統」**。

天地造物的完美設計，人類心臟剛好長在距頭頂約三分之一至四分之一的部位，「剛好」可以產生各種人體所需的諧波。心臟擠出的血衝擊升主動脈，在動脈弓處——膻中（胸腔中心處）一百八十度轉彎將動能轉為位能。「膻中」是壓力波（氣）產生振動的地方，將能量轉換為壓力位能，像是變電廠一樣，升壓並幫助輸送。由於動脈血管的彈性，當心臟穩定的跳動時，主動脈弓也產生穩定的振波。振波沿血管一直傳導下去，能量也就一直傳導下去。推動血液前進的主要力量除了心臟之外，就是存在血管壁上的彈力，也就是共振能量，血液循環是以共振壓力驅動，因此運動時仍然可以進行血液循環。

血液由心臟之收縮從左心室中噴出來，一出來就撞上升主動脈的上沿，也就是在膻中穴的下面，產生血管壁的振動，這個振動位能，因為血管有張力，就像琴弦一樣，兩頭拉緊有了張力，只要在弦上適當位置一敲，振動就能沿著相連的弦上下傳動更能傳到共鳴箱，經由共振之作用，將聲音集結起來，振動空氣形成樂音，這個在升主動脈產生的振動也同樣的向其相連的血管四散傳動，而穴道與器官，就是各個共鳴箱。

這個分別在各經絡各器官集結的振動，就是用來推動血液進入該經絡、該器官中小血管的動力。一旦血液推入小血管，組織中的負壓就會經由毛細管及虹吸現象，將血緩緩的引導進入組織中。心臟、血管跟器官都在相互平衡地有效運輸能量，這循環系統的調控是非常的複雜，由此可見大自然造物的巧妙。血液自心臟左心室出後，將心臟博動的壓力，打在膻中位置的主動脈壁上，而產生振動，此振動沿著血管壁向外週傳遞，即成「脈博」。

由於主動脈連接到五臟六腑，若臟腑損傷就會影響大動脈壁上的振動波。就如同打鼓一樣，鼓皮鬆緊度差異會造成振動頻率不同，產生不一樣的鼓聲，鼓皮就是主動脈壁，而鼓聲就是脈波，所以借由脈博的波動可以反映出臟腑狀態。中醫的四診：望、聞、問、切，其中的「切診」即是利用「脈診」解讀身體訊息得出脈象，由把脈來判斷臟腑及經絡系統的共振狀態，以便將病象與脈象交叉印證，找出病痛癥結之所在。

3. 氣聚膻中

心臟是人體血液循環運行的發動機，心臟的搏動（即心搏）則是關乎生命的存亡，人類的心臟每天搏動十萬次，將血液運過八萬公里長的血管。血液循環是指血液在心臟及全身血管所進行的循環流動，血液為什麼能不停的流動呢？是因為心臟會不停的跳動。心臟由心肌所組成，心肌能有規律地收縮及舒張，形成心臟的搏動。心肌收縮時，推動血液進入動脈。心肌舒張時，血液由靜脈流回心臟，所以，心搏是推動血液流動的原動力。

心臟壁的肌肉層中有複雜的電流傳導系統，不需神經的直接刺激，就能不停的收縮及舒張，心臟具有天然的節律器，它提供一個傳導的節律點，位於右心房，稱為「竇房結」，是電氣衝動的起始點，是由一群特殊的細胞所組成，它就像是自然的節律點啟動心跳。

事實上，心搏的動力核心在胸腔中心，古人稱為「中丹田」，它位於兩乳中心點與人體中心線交接處。這個位置是一個能量中心，關聯著心臟的搏動、心律的調節等功能。古道家認為人體內氣聚的地方有上丹田（印堂）、中丹田（膻中）、和下丹田（臍下），這三個位置的能量會自然的在三個焦點之間，做循環式的轉換相互共振。當我們使用頭腦的時候，本來到頭上的氣應該集中在上丹田，然後反射回到中丹田去，但是如果用腦過度，血液就跑到腦裡，能量不足以反射回到中丹田，再與下丹田互相反射。因此氣無法順暢的循環運行，這時會導致身體的不適感。

心臟雖然是人體發電機，但是心臟打出來的是血液，到了膻中這個大彎處把流量轉換成壓力波，這股能量就是「氣」。氣由膻中處的振動產生，形成「氣聚膻中」。如果把人體看成是一個橢圓球，上、中、下丹田就是橢圓球的三個焦點。心臟每一次搏動輸出就打出一個振動脈衝（波動），膻中產生振動的波動會聚在下丹田，下丹田產生的波動會聚在上丹田，三處形成和諧同步共振狀態。人體的這股能量一旦達到共振，便自然純柔綿細而且能源遠流長，這樣的狀態表示生命體展現出最佳效能。

但是這種境界並不是單純練氣或者練功可以達成的，必須同時在心性上修持，排除思想上的障礙，去除執著與得失心。古人養生強調：「聚氣凝神」、「神形相依」，所謂「形」，是指人的形體；「神」，指的是精神體。養形也要養神，身體鍛鍊和精神修養需並重。動以養形，靜以養神，但都要適度，不能走極端。這裡指的「靜」也並非絕對的靜止，是指「精神專一」，寧靜而不妄想。總而言之，形體宜動，心神宜靜，而靜中有動，動中有靜，動靜平衡，才能形與神俱，而盡終其天年。

「膻中者，臣使之官，喜樂出焉。」

——黃帝內經

4. 情緒的中樞

「中丹田」在印度古瑜珈稱為「心輪」，代表情感力量的來源，並且連結身體和心靈之間，決定身心的健康與力量。如果這個地方的能量受到阻塞或污染，將會引起心血管方面的疾病。新的心臟神經學研究發現，心臟是一個有感覺的器官，是一個精密的訊息接收與發送中心。心臟裡的神經系統用它來學習、記憶與決策，心臟不但會忽略頭腦所傳送的訊號，還能反過來告訴大腦何種反應才正確。

心臟對腦部功能的溝通，最常出現在腦部處理情緒和行為的區域。看來在面對環境變化或處理事件時，心臟似乎是調節情緒處理過程的核心。心腦關係研究超過二十年、位於美國的「心數研究中心」（Institute of Heart Math）指出，心臟本身擁有獨立運作的神經系統。這就好比心臟裡面有另外一個腦，會接收並且傳送訊息，心臟跟大腦之間的資料傳輸不但是雙向，而且心臟傳送到大腦的訊息，遠多過大腦傳送到心臟的訊息。心臟不斷發送訊號到腦部影響頭腦的思考功能，比如在認知、概念化和情緒處理方面。除了廣泛連結心臟，大腦和身體的溝通神經網絡之外，心臟也透過電磁場的互動傳達訊息給頭腦乃至全身。心臟會製造出一系列連貫性的電磁脈衝，每一次心跳之間的間隔也有所不同，伸縮性也很複雜，心臟這個持續的「節奏場」影響了全身的運作。

比如說，大腦的節奏很自然地跟隨心臟的節奏同步活動，而且，在持續感覺到愛與讚賞時，血壓和呼吸管道的節奏也跟其他振動系統一樣，跟著心臟的節奏走。心臟的電磁場是一個訊息波的載體，為全身提供全體一致的同步信號，當能量的脈衝波從心臟輻射出去時，會跟其他器官和組織互動。這些波動會解碼或記錄這些結構的特點和活動，然後以能量波的形式分佈到全身。搏動不息的律動也就成了體內的節拍器，所有的細胞都跟心臟一起共振，使得人的自律神經趨向平衡。

這麼做的話，這些被解碼的訊息就會在內部塑造全身各種功能的活動，以便協調整個身體的活動都能同步進行。跟個人情緒有關的訊息也一樣透過心臟的電磁場跟全身溝通，心臟節律性的跳動模式在人體驗到不同的情緒時變化顯著。負面情緒如憤怒或沮喪跟不穩定，無序和不和諧的心跳節律模式有關聯。

反之，正面情緒如愛與讚賞，有序與和諧的心跳節奏模式有關聯。持續的正面情緒似乎產生出一種很顯著的運作功能，心臟的電磁場也相應地變得更有秩序。在生理層面上，這個狀況的特點是身體系統在活動與互動上更有效率，更和諧。

5. 無形的枷鎖

壓力對健康的影響超乎我們的想像，醫學研究已證實情緒與免疫系統是相關聯的。在生命體的活動機制中，身心是一連串密不可分的能量場，而心臟與心理是互相影響的，心理健康有助於心臟的健康。壓力對於人類來說一點都不陌生，尤其全世界現在猶如一個壓力鍋，社會競爭、經濟重擔讓現代人背負著沉重的枷鎖。情緒壓力會關閉我們與生俱來的自癒能力，使我們的身心被帶往病痛與不快樂的路上，進而引發各種的文明病。包括高血壓、心臟病、糖尿病、憂鬱症、癌症以及其他慢性疾病。

一個人在面臨壓力時呼吸會變急促，跟著改變心臟的搏動頻率，而影響血液循環的流動；重度壓力、緊張或憂鬱，易造成氣鬱結，會在體內形成硬塊等淤氣，慢慢惡化為腫瘤。

「壓力是所有疾病之源，壓力導致細胞產生病變，免疫系統失調導致疾病。」

——亞歷山大．洛伊德（Alexander Loyd，心理學與醫學雙博士）

根據美國杜克大學（Duke University）一項研究顯示，過度追求完美、做過多消耗腦力的工作、從事志趣不合的工作的人，心臟中的血流量會減少，形成心肌缺血，導致動脈栓塞，心臟病猝發的危險性比正常的人要高三倍。精神壓力會引發心血管疾病，進而導致抑鬱、心臟病等症狀的加劇。

心理狀態和社會因素會影響免疫系統，而免疫系統則會影響心臟健康，心理問題會不斷造成心臟的傷害，尤其是長期焦慮！憂鬱症也與一連串會影響免疫系統的不同化學訊號有關，這些化學訊號會促成心臟病的長期發展。如果負面影響和緊張情緒會導致心臟病，那麼與之相反的輕鬆、快樂的情緒對防治心臟病有效嗎？當人處於放鬆的狀態，血壓增幅就比較小，心跳加速的頻率也比較低。

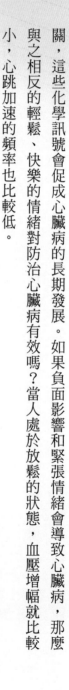

樂觀確實有助於減緩動脈硬化的過程，而快樂情緒似乎是治療心血管疾病的靈丹妙藥。為什麼同樣一種壓力情境對不同人而言，卻有很大的差異性情緒反應？事實上，壓力是自我對人事物的情緒反應，而非事情本身所造成的感受。執著跟完美是思想上最大的障礙，一個人如果能夠洞悉到宇宙活動的本質就是「無常」與「無我」，那麼就能瞭解「得失」都是生命的歷程，而凡事都應保持平常心。紓解壓力主要的方式不是去減少面對造成壓力的情境，**而是需要改變我們的觀念，一個正面念頭轉變，就是紓壓與療癒的起點。**

6. 氣血失調

氣血是人體臟腑等一切組織器官進行生理活動的物質基礎，而氣血的生成與運行又有依賴於臟腑生理機能的正常。因此，臟腑病變必然會影響到全身的氣血，而氣血運作異常也必然影響到臟腑。氣血病理變化總是透過臟腑生理機能的異常而反映出來。人體的生理現象、病理變化都跟氣血有著十分密切的關係。

氣血之間是互相依存、相互化生的，氣不通則血不通，血不通也氣不通，氣血調和就百病不生，氣血失調則會引起諸般疾病，肥胖症即是其中之一。氣血失調在肥胖症的發展過程中扮演關鍵性的角色，因為它是臟腑功能失常的反映。人的胖瘦都是氣血虛實造成的，氣不足的人容易胖，而胖的人通常都氣虛，所以容易累、容易喘；血不足則瘦弱，所以瘦的人貧血的機率較高，也常會有頭暈虛弱的現象。

氣血失調的表現有氣虛、氣滯、血虛、血瘀等。過度勞累、飲食不均衡、作息不正常，以及壓力大，都會使得體內陰陽失調與氣血虧虛，引起器官組織功能失調。人體內陰性能量過多將導致氣滯血瘀，形成組織缺氧缺血，代謝廢棄物的能力不足，氣血無法流通的部位，變成藏污納垢之處，是病菌繁殖的溫床，細胞活力不足，免疫力降低，於是百病叢生。

「氣血沖和，萬病不生，一有拂鬱，諸病生焉」

——朱丹溪（元代醫學家）

陰性體質常見的現象為氣血不足、氣虛血虛，由於氣血運行不順暢，四肢末稍血液無法充分供應，所以容易有手腳冰冷的問題。一般人吃太多生冷的蔬果，喝冰涼茶飲，導致身體偏寒，或者偏食、壓力大、活動量不足，這些都會造成氣血共振循環異常。

根據王唯工教授在《水的漫舞》一書中表示，血液中百分之七十是水，氣與水的道理就像是陰陽的關係，水是陰，氣為陽，相互剋制，又相互糾纏。氣不足則水起，水排除則氣至。氣為什麼會不足呢？最大的問題則關聯到心臟的搏動頻率及呼吸方式。氣血供應不足組織就會酸化漲水，也就是「水腫」。身上所有氣血不順暢的位置也會伴隨著酸水堆積。細胞在氧化燃燒產生熱量後，產生的二氧化碳會與細胞間隙積存的水化合成自由基的酸水，聚集過多形成「水腫」並造成身體酸化，「水腫」會滋生病毒並阻礙氣的流動，使細胞老化及器官退化。若想排除存在肌肉深層會滋養細菌的酸水，須仰賴身體循環系統的氣血流動順暢。

王教授進一步指出，在細胞間質生成的酸水是會流動的。身體中產生最大量酸水的是頭部，人體的頭腦最忙碌，產生的二氧化碳與熱量也最多，這些二氧化碳如不及時排除會變成酸水。例如感冒或是鼻子不好的人，常發生鼻塞的現象，

所以可以藉由頸部的運動將頭部酸水排出，因此保養頸部顯得相當重要；下一個集水區在下腹腔，也是膀胱與生殖系統所在的位置，所有腹腔產生的酸水，都會集中在此處，如果沒有阻隔，這些酸水應該順流而下到腳去，甚至由腳趾排出體外，腳如果排出不順或排出的能力不足，就容易滋長細菌成了香港腳。手部也有相似的功能，酸水會變成手汗排出體外。

人的下腹腔有一段向前彎曲的脊椎及尾椎，如果屁股不後翹，這段向前彎曲的脊椎就會盛滿了腹腔順流而下的酸水。掌管膀胱、直腸、生殖系統以及下肢的神經，都浸泡在酸水之中，功能將為之大減，造成便祕、痔瘡，甚至前列腺肥大、性功能障礙等。

此外，下體也比較容易因收集酸水產生濕氣，形成濕疹、皮膚病發生。我們應該主動協

助身體排除廢氣及酸水，方法是透過有氧及伸展運動，有氧運動（如有氧舞蹈、氣功）可以增加體內的氧氣並排除濁氣，但是一定要在空氣清新的地方做。如果要將藏在肌肉深層，跟骨節、筋腱裡的酸水排除，則需要藉由伸展運動（如瑜珈、拉筋），拉開這些筋肉組織，要儘可能的伸展、慢慢移動地伸展、伸展至最大位置定位靜止後，再鬆開放鬆。若能夠結合有氧及伸展的功能就是最有效的運動。

「人體欲得勞動，但不當使極爾。動搖則穀氣得消，血脈流通，病不得生，譬猶戶樞，終不朽也。」

——華佗

氣血兩虛是人體生命能不足的警訊，其結果將導致身體各種機能的減退，引起器官早衰與病變。氣虛的症狀包含：身體怕冷、手腳冰冷、盜汗、頭暈耳鳴、頭暈眼花、精神萎靡、疲倦無力、心悸氣短、發育遲緩等；血虛的症狀則包含：臉色蒼白、皮膚乾燥、易生白髮、掉髮、指甲乾裂、眼白發黃、牙齦萎縮、手腳麻木、失眠多夢、健忘心悸、精神恍惚等症狀。

現代醫學所謂的「內分泌失調」，其實是人體氣血陰陽失調所引起，在內分泌失調之前，氣血在人體內流通的情形早已經產生變化，氣血失調導致體內陰陽不平衡，久而久之便發生內分泌失調，如果能夠透過生活起居習慣的調整，配合運動來調整氣血陰陽，將促進正常的內分泌，使新陳代謝迅速而不受阻，讓該排出人體的廢物加速代謝掉，使通暢的血液循環帶動細胞的活化。氣血失調對人體所產生的問題相當多，甚至包括一些現代醫學仍然無法解釋的疑難雜症。

【氣血失調成因】

❶飲食不當：偏食，過飽，營養不均衡導致生成氣血的原料不足。
❷睡眠不足：日夜顛倒、熬夜失眠，生理時鐘混亂，器官造血時間不足。
❸缺乏運動：生化氣血的精微物質，必須透過肢體活動來進行轉換，活動量太少，將直接影響氣血的品質。
❹缺乏日曬：生化氣血的精微物質，必須透過陽光來進行轉換，太少接觸陽光，會直接影響氣血的品質。
❺精神壓力：用腦過度、悲觀煩惱、壓力大都會消耗大量生命能。
❻姿勢不良：行住坐臥不當的姿勢易造成氣血循環不順暢。
❼寒暑風邪：處在炎熱、寒冷的環境太久，及吃太多高溫、冰涼食物都會消耗氣血。
❽血液流失：月經過多、受傷、出血、急症都會在短期內耗損氣血。

「氣行則血行，氣滯則血瘀，血瘀則氣滯。」氣血是生命能的具體呈現，氣血調和則是古人用來判斷健康的重要指標。人體的生理組織就如同汽車的引擎一樣，須要有汽油才跑的動，氣血就是人體細胞的「汽油」。當體內細胞充滿能量時，器官自然有活力，生理機能運轉正常，毛病也就少。如果人體的「汽油」不夠用，等於減少細胞能量的供應，可能造成生理機能的大停擺。老一輩的人常說「賺錢有術，生命要顧。」（台語）人若少了氣血這股能量，無論地位再高、財富再多也是沒辦法享用。

人體在嬰兒時期的「氣」、「血」這兩種精微能量，由於當時尚未受到任何外界的汙，能夠連結宇宙的微妙存在——大自然場和諧共振，產生源源不絕的先天元氣（生命能）；所以，嬰兒的「氣」飽滿且「血」純淨，但是在出生之後到成長的過程中，受到社會教育及環境的牽引，身心逐漸遠離了天地的造化。只能仰賴外來飲食的力量，人體的氣血便越來越弱。相對的，身體器官與心臟所需負擔的壓力也越來越重。隨著年齡的增長，身體的各種組織功能也開始衰退，這時候如果又有一些不良的生活習慣，就很容易生病。

其實，身體最需要的能量，是來自於宇宙深處那股神奇的造化力，如果我們能夠再與大自然同步諧振，恢復生命本來的狀態，人人都可以展現無比的生命力。

「一切萬物全存在於同一個承載真實相狀的容器，也就是無量之網。它是填滿你和這面書頁文字之間虛無空間的物質，它就是空間本身。當你思索著無量之網，不知它在何處時，別懷疑，只要有空間存在的地方，就存在這個微妙的能量。」

——桂格．布萊登（Gregg Braden）

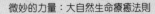

七．原始的呼吸

「呼吸和心靈是相通的，就如身體和心靈是相通的一樣。呼吸可將身心內部的不平衡因素篩揀出來。這是生命奧祕，被人遺忘的奧祕。」

——古儒吉大師（Guruji，印度開悟聖者）

呼吸是生命體與外界氣體交換的動態過程。空氣中含有各種人體所需的氣體，而氧氣為供給細胞新陳代謝和製造能量的主要來源，經由呼吸的作用，身體將氧氣透過血液輸送到全身細胞，並將細胞活動所產生的二氧化碳排出。

人體在呼吸的過程所獲得的能量稱為「氣息」。呼吸是人類一種正常的生理現象，同時也是重要的養生之道。呼吸由口鼻出入，是肺的作用。其實原始呼吸的根源在臍下，古人稱為「丹田」。

人的一呼一吸承載著生命的能量。科學家研究發現，人的肺平均有兩個足球那麼大，但大多數人在一生中只使用了其中三分之一的能力，人體肺泡的利用率很低，在日常呼吸中有很多肺泡並沒有運作，肺部約有七十億個氣囊，絕大部分氣囊集中在深層的肺葉，多數人的呼吸太短促，往往在吸入的空氣尚未深入肺葉下端時，便匆匆地呼氣了，這樣等於沒有吸收到空氣中的有益成分，並且無法把肺裡的廢棄和殘餘物完全排出，也讓肺葉逐漸失去彈性。

1. 腹式呼吸

佛陀說：「人命在呼吸之間。」自古以來生命被認為是由第一口呼吸開始，並以最後一口呼吸結束。胎兒在母體時，不透過口鼻的呼吸方式屬於先天呼吸，亦稱為「胎息」，也叫做丹田呼吸。胎兒一出生後，呼吸器官發育完全，轉採用腹式呼吸，此時肚腹溫熱強韌。嬰兒呼吸之氣飽滿，可以將氣息完整供應到全身細胞，生命力旺盛好動；但隨著年齡增長，呼吸隨之變得短淺，一般成年人皆使用胸式呼吸，以致氣息愈老愈淺，所以老人肚皮鬆弛變冷，即為氣量不足。

一般利用口鼻與肺部的呼吸，稱做胸式呼吸或淺層呼吸，雖然用力大口吸氣，但吸入的空氣只是撐大胸腔而已，無法深入肺泡進行有效率的氣體交換；有別於胸式呼吸，一種利用橫膈模、腹腔與肋間肌等深層肌群的呼吸方式為腹式呼吸，或是深層呼吸。

腹式呼吸除了增加吸氣時的含氧量，讓吸入的氧氣深入肺泡，提昇血氧交換的效率，並且讓排氣化為主動，將細胞代謝後的二氧化碳徹底地排出，另一方面腹式呼吸在吸氣時會造成胸腔負壓，此種負壓會協助靜脈血流注入心臟，而減少心臟的工作量。

「腹式呼吸」是與生俱來的呼吸方式，但隨著年齡增長與生活壓力，成年人在不知不覺中已慣性使用「胸式呼吸」。腹式呼吸雖然稱做腹式，但可不是把肚子撐大縮小就好，腹式呼吸時腹部的起伏只是橫膈膜引入與吐出空氣造成的結果，並不是力量的來源，但是卻能省力而且帶來輕鬆自在的感覺。

相對的，胸式呼吸主要使用胸廓肌呼吸，費力而且往往和壓力相關。人在焦慮或面對壓力時，會呼吸急促短淺。呼吸方式的深淺，表面上看是生理的作用，其根源卻隱藏在心理層面，不易定下心的人呼吸會短促，也比較容易產生壓力情緒，而影響身體的自律神經系統；反之，經常保持平靜的人，呼吸和緩情緒較為安穩，自律神經功能得以平衡，身心和諧健康。

自古以來就有強調呼吸養生法，如印度瑜珈強調經鼻吸氣、經口吐氣，緩慢而有規律的腹式呼吸；在中國古代就有所謂的「吐納」，強調以調息的方法，讓呼吸達到緩、長、均、深，用意志力將氣引導至臍下之「丹田」處。

2. 吐故納新

呼吸的目的是在取用大自然精微之氣。吸進去的是自然環境中的清氣，呼出來的是體內的濁氣，深層的腹式呼吸會加速排除體內濁氣的速度，同時也有助於新陳代謝活化細胞。腹式呼吸使橫隔膜的上下移動，橫膈膜下壓的程度增大，使腹內臟器按摩幅度加大，下腔靜脈的血液回流加速，進一步可以推動腦脊髓液循環加快，這就是古人說的「養氣」。養氣可以讓氣囊會回覆到嬰兒時期，使網膜囊下部已經黏合的兩層網膜空腔會愈來愈開，也就能儲存更多的氣，丹田的氣自然也就會變多。

雖然腹腔是一個密閉式的空腔，我們打噴嚏時腹部卻可以急速膨脹，此時空氣進入腹腔使腹部鼓漲起來，而且在極短的時間內可以像安全氣囊一般立即鼓起，丹田漲大的氣從何而來，目前科學不得而知，聲樂家或吹奏管樂器者，也都知道要用丹田來演練，可是卻講不出是如何運用丹田之氣，甚至連什麼叫做丹田都不知道。

丹田又稱為氣海，是人體全身氣的營運供應中心。所有經脈連接丹田，氣由丹田送往全身。丹田位於腹腔中心，是真氣升降、開合的基地，為人體氣脈之根。丹田和人體生命活動的關係非常密切。它是真氣匯集儲存的樞紐及重要部位，因此被稱為「性命之祖」、「生氣之源」、「五臟六腑之本」、「十二經之根」、「陰陽之會」、「呼吸之門」、「水火交會之鄉」等。丹田不是一個穴位而是一個無形無相的能量中心，因此無法以科學角度去理解它的存在。若要更進一步使用丹田呼吸，則需要跟古人一樣，透過修行的鍛鍊，達到反璞歸真。

「古之真人，其寢不夢，其覺無憂，其食不甘，其息深深。真人之息以踵，眾人之息以喉。」

——莊子

莊子說古時候修真得道的人睡覺時不做夢，醒來時無憂愁，飲食不求精美，氣息深沉，呼吸沉穩通暢於四肢，使一呼一吸之間，元氣可以通達全身，一般人的呼吸，氣息短淺只到咽喉。

宋朝文學家蘇東坡亦有：「平生學踵息，坐覺兩鐙溫。」可見古人藉由吐納調息，讓積蓄於丹田的氣息，逐漸充盈後，自然流向全身氣脈，產生通經走脈，使人體氣暢血和，達到陰陽平衡的健康目的。

在上古時代出土的銅器上，發現有些圖像十分生動的描述了古人養生的各種姿勢，說明在文字產生之前，就產生了各種鍛鍊身心的方法，這些方法稱為導引、吐納等。

我們的老祖先認為天、地和人之間有著複雜的聯繫關係，他們在生活中累積了豐富的經驗，當天氣寒冷時，人們會坐在避風朝陽的地方取暖，坐的姿勢自然將手腳緊縮靠近驅體，兩手放在小腹上，並將口自然閉合，發現這樣做可以減少身體耗能且有利保暖，這就是後來練功時的打坐姿勢。在空氣較稀薄之處，身體產生深呼吸，久而久之自然形成了腹式呼吸。在靜坐的過程中察覺到身心放鬆後會自然激發全身的氣感。

人們逐漸從這些活動中，體會到人與環境的關聯性，發現健康和疾病與天文、地理、氣象乃至社會環境之間有一定的關係。後來歸納出了許許多多的方法，來教導一般人進行有意識的修煉，經過幾千年不斷的演變，而形成了各種修煉法，如氣功等。

氣功是一種導引術，強調以「意」導氣，氣隨「心」轉，氣功在古代不是練功，它是一種修煉身心的方法，關鍵處在「心」，世界上最難修煉的就是人類的心性。也就是要將我們的生命層次提昇，讓內心不受任何束縛。從內而外的修持，透過心靈深處的解脫，恢復本來真面目，這是所有遠古時代修煉法的共同特點。所以身心修煉的重點是心，而心不是靠煉的，是靠平常修正思維來實現，因此氣功的要點不在於肢體動作，而是在於心靈上的訓練。

「明吐納之道行氣足以延壽；知屈伸之法導引可以難老。」

——葛洪（晉代醫學家）

八．人體的網際網路

「今天的科學只能證明某種物體的存在，但不能證明某種物體的不存在。」

——愛因斯坦

人體有一張涵蓋全身上下的網路傳輸系統，負責傳送氣與血等精微能量。這個傳輸網路系統叫做「經絡」。它像一張網，將身體各種不同的系統連結起來，組織成一個精密且複雜的人體網際網路。

「經絡」是指經脈和絡脈，主幹叫做經，「經」是路徑之意，屬縱行的通道；分支叫做絡，「絡」則有網絡的意思，屬經脈的分支，多數縱橫交錯循行全身。兩者彼此連結構成網絡的組織合稱「經絡系統」。經絡組織是一個精密完整的能量傳輸系統，像天羅地網般密布聯繫全身。

經絡在人體內聯繫五臟六腑，向外溝通四肢百骸、皮肉筋骨，提供氣血運行傳輸的通道，血行脈中，氣行脈外。經絡系統之氣會集及轉輸於某些體表部位，這些面積細小如點的部位稱為「腧穴」，就是所謂的穴位，經絡是運行氣血的道路，腧穴就是使經脈和絡脈相互貫通的樞紐，經脈中的氣血要透過腧穴輸注於絡脈，流到人體的四肢百骸。簡單的說腧穴是氣血匯聚、轉折與出入之處。腧穴並不是孤立於體表的點，而是與人體組織器官密切聯繫互相疏通、內外相應。

「經脈者，所以能決死生、處百病、調虛實，不可不通。」——黃帝內經

氣血的流動特性與自然界的水流一樣，氣從高密度流向低密度的地方，並按身體的形態，匯聚於經絡脈。因此，經絡為體內氣的流動提供了一個自然的迴路，並穩定地將能量供應到身體各部位，就如河流將水供應給下游灌溉一樣。若河道淤塞，下游地區便會受到影響。由於水無法正常供應，生態平衡受到影響，動植物都不能生存，水一旦不流通，活水也會變死水。

同樣地，若人體的經絡通道受阻塞，形成氣血循環不良，除了身體各個器官組織的營養能量供應受到影響，廢棄物也無法正常排除，體內環境像是垃圾堆，便成滋養病菌的場所。

經絡是一個縱橫交錯、溝通內外、聯繫上下的系統，人體的五臟六腑、四肢百骸、五官九竅，以及肌肉筋骨等組織是依靠經絡系統聯絡溝通，來保持體內平衡穩態，完成正常生理活動。人體的經絡遍佈全身，總於頭頂，外接肌膚，內繫五臟；生命無時無刻不在活動，一

旦「經絡堵，則氣血阻。」身體便會出現一些癢、疼、痛、痠、麻等症狀反應。中醫針灸的目的就是為了調整經絡，使其恢復正常。

針灸起源於石器時代，是最古老、以工具應用來治病的手法。針灸是透過經絡、腧穴的作用，進行通經脈、調氣血，使人體陰陽歸於平衡，使臟腑功能趨於調和，而達到治療疾病的目的。

針灸包括針和灸兩部分。針主要以針刺人體經絡腧穴，灸則是燃燒艾葉製成的艾絨，燻灼溫熨腧穴部位的皮膚，透過熱能的刺激來治療疾病。數千年前古人發生某些病痛或不適時，用尖銳的石器按壓疼痛不適的部位，而使原有的症狀減輕或消失，最早是一種楔狀石塊稱為「砭石」，用以砭刺患部以治療各種疼痛和排膿放血。另外有些人受尖銳物刺傷，傷者發現身體某一處受傷後，另一處的老毛病或疼痛竟然減輕，便開始嘗試以針刺來治療病痛。隨著工藝的演進，針具亦從石針、骨針進化成青銅針、鐵針、金針、銀針等，直到現代的不鏽鋼針。

灸法的形成是在人類知道利用熱源以後產生的。當時人類在燒烤食物，或者寒冷時靠近火燄取暖，由於溫熱刺激了皮肉，發現溫熱可以減輕或解除身體上原有某些病痛，開始運用一些樹枝作為施灸工具，逐漸發展到艾灸，演變到現代的紅外線電灸。如今針灸已經全球醫學界公認為具有臨床治療效果的方法。

「每個人身上本來就百藥齊全，人體經絡是養生治病的最好捷徑。」

——中里巴人

1. 存在但不可見

古人所發現的經絡系統，是對人體內的能量傳輸分布做一個簡單描述。由於能量肉眼不可見，當然無法以西方解剖學方式找到經絡和腧穴。用現代語言表達的話，**人體是個生物能量場，氣血就是能量；經絡是能量的傳導網路，腧穴便是能量轉換的節點，能量則是以波動共振的形態傳遞**。

當生命結束後隨著能量的消失，經絡的活動也跟著停止。人類的感官知覺範圍是有局限的，但是看不見的東西並不代表不存在。比方我們使用的手機與基地台的電磁波，既看不見也摸不著，可是科學家告訴了我們它存在，所以現在沒有人會認為它不存在！生命之學超越科學領域，我們不能只相信講求實證的科學，而忽略老祖先的智慧傳承。

宇宙間充滿著各種波動能量，像電磁波、光波、聲波。現代物理學告訴我們，萬物皆是由原子構成，將原子在切割成比原子還小的粒子，叫做次原子粒子。例如，電子、質子和中子，物體在次原子粒子結構時，所呈現出來的狀態是各種「波動」能量。人體生物能量場是以原子的結構為中心，以波與輻射的形式向外界環境交換信息，除了生理化學變化以外，能量場也不斷地變化，這些變化是以波的形式存在。人的各種生命活動在體內產生複雜的生物波，經絡具有產生這種能量波動使之傳遞的特性，成為聯繫五臟六腑、四肢百骸，感知外部環境，協調內部機制的資訊調控網路，也使人體成為完整的精密智慧系統。

大陸物理學家張長琳表示：「經絡是人體內看不見的彩虹，聽不見的音樂。」經絡就像生物體內隱性的循經感傳線路，其特性為低阻抗、高電位、高發光，能透過特殊的電子攝影術取得。

人體循環系統的最基本單位，直接參與組織、細胞間物質、資訊、能量傳遞的血液、淋巴液、組織液之間的流動，稱為微循環。在微循環中數量最多，覆蓋面最廣，作用最大的是血液微循環。血液微循環是指微動脈與微靜脈之間網狀微血管中的血液循環，是血液微循環系統最基層的結構和功能單位，是人體最細的血管，也是人體血液循環必經的管道。

人體是一個複雜而又奇妙的有機體，僅靠心臟有限的收縮力是不可能將心臟內的血液輸送到全身組織、細胞，而必須靠微血管自身的節律運動，才能將血液灌注進入組織、細胞體。每一個器官、組織細胞均要由微血管提供氧氣、營養，傳遞能量，資訊交流，排出二氧化碳及代謝廢物。

經絡和腧穴雖然與其周圍組織的組成成份相同，但微血管和神經細胞則相對地多一些，使經絡脈之間的微循環流動功能產生差異性，並分成了經脈、絡脈、奇經八脈等不同的層次。

「經脈流行不止，與天同度，與地同紀。」

——黃帝內經

宇宙中的日、月、星系等萬物，對所有的生命都有一定的影響。人體生物場有一定的盛衰規律，正如潮水之起落，人體經絡系統與大自然之間存在著相互聯繫的微妙關係。「子午流注」便是老祖先的發現的一種規律，經絡的氣血循環有一定的流注於相應臟腑之週期性。

經絡上的腧穴有類似天線的功能，扮演著聯繫內外、適應環境變化的作用。皮膚是人體與外界環境的分界面，體表腧穴的微血管和神經線都相當豐富集中，所以對外部的壓力、溫度等各種刺激都能迅速地感知，並傳遞給大腦和經絡關聯的器官組織，使其作出相對調節反應。譬如，針灸或拍打即是透過在穴位及特定反應點，施予壓力產生人體波動頻率變化，讓整個循環系統振動方式與原來不同，來改變體內壓力在身體上的分配，因而使氣血的流量分配從而跟著改變。

科學也證實，經絡上分佈的穴位在大腦皮層上各有相應的對應點，針刺一個穴位會引起大腦皮層相應點產生連鎖反應，牽一髮而動全身。

2. 被忽略的筋

什麼是筋？筋的學名叫「經筋」。經筋是人體龐大的軟組織結構，類似現代解剖學所說的肌肉、韌帶、肌腱、肌膜等組織合稱。

經筋是一個立體動態的系統，也是一個龐大的軟組織結構平衡體，它內藏經絡、神經、血管、淋巴等系統。經筋是經絡之氣濡養筋肉骨節的體系，經絡賑依存於筋之中，為筋提供氣血營養。經筋主要維繫著我們全身的骨骼、調控關節使人體活動正常，並使五臟六腑與生命組織能正常運作。如果將經絡比喻為河流，那麼經筋就是河流周邊的土地；經絡與經筋的功能是密不可分的，經絡能否發揮正常功能有賴於經筋的結構是否正常。

什麼是筋傷？凡是人體各個關節、肌肉受外力扭轉、牽拉壓迫，或外物傷害、操勞過度、精神壓力等等原因，所引起的經筋傷害皆稱為筋傷。簡單來說，筋傷泛指經筋受到的損傷，使特定部位活動受限。

人體脊椎兩側佈滿著一條大筋，從頭頸部開始引向背部，經過腰、大腿、小腿、腳跟至腳底。生活中從事各種活動，因姿勢不良、久站久坐、過度勞動等，舉凡不符合人體工學的動作，以及長期待在高、低溫環境都會產生筋傷勞損。

除此之外，情緒壓力大、飲食不當等因素也會引發筋傷，科技帶來生活的便利，我們的活動量大幅減少，長期坐在電腦前的學生、上班族筋骨難得伸展。因此，產生筋傷的機率很高。現在有愈來愈多的年輕人有肩頸僵硬的毛病，也有不少人為腰痠背痛所苦，而一些中高齡人士，也常有膝蓋疼痛的問題，疼痛即是筋傷的訊息。

筋傷將導致循環系統產生阻礙，氣血瘀滯、組織營養失衡、神經傳導異常。所謂痛則不通，通則不痛。「癢、疼、痛、痠、麻」，這些症狀都是筋傷的一種警報，若持續忽視它的提醒，「氣血」無法供應全身或局部組織，「毒素」更是無法順利排出，將導致人體自癒力功能降低，進而產生各種疾病。

身體的筋一旦緊縮痙攣，必然會對人的健康產生影響。例如頸部有筋傷，頭部就會不舒服，伴隨頭暈、失眠等症狀，所以解決筋傷的問題後，很多頭部的疾病治療起來就變得簡單多了。背部的筋傷容易產生心悸、胸悶等症狀，許多人心臟的疾病，是胸椎附近的筋出問題，造成氣血阻滯，最後心臟就跟著出問題了。腰部筋傷則會使相對應的臟腑功能受影響，包括消化系統、泌尿系統等，把腰部的筋調理好，氣血暢通了，臟腑的疾病也會好轉乃至痊癒。

如何讓河流或體內經絡之氣的流動恢復正常？對於河流，應該清理河床廢物及鞏固渠道；對於身體，可透過刺激某些特定的穴道，調理受傷的筋，以恢復其組織及經絡系統平衡，使氣血的能量正常輸佈全身。

筋傷被有效的處理，身體反映出疼痛的求救訊息就自動消除了。除了避免筋受傷，平常更應該重視保養，傳統的養生功法——易筋經，就是一套保養經筋的修煉法。「易」有改變的意思，「易筋」就是指改變筋的形態，使僵硬緊縮的筋，使之舒展靈活而富有彈性。

「筋長一吋，壽延十年；筋縮則亡，筋柔則康；骨正筋柔，氣血自流」
——中醫諺語

3. 古老的自然療法

「經筋」保養的重點在於人體結構的平衡與對稱性，我們的慣性姿勢、飲食習慣、生活作息及精神壓力等因素，都會逐漸破壞了筋的平衡與對稱性，而導致筋縮、筋硬、筋結、筋緊繃、筋條索、筋出槽、筋沾黏等現象，這些症狀統稱為「筋傷」。

筋出了問題，最像鋼琴或吉他等弦樂器一樣，使用一段時間之後「弦」會走位，如果沒有定期調弦，在彈奏時就會走音；人體每天都在活動，筋也每天都在使用，若筋沒有處於正常狀態，身體整天就被疼痛所困擾，怎麼會有好心情！

筋傷調理的方法，稱為「經筋療法」。古人以手為工具，診斷全身筋失衡的狀態，從表面症狀一路追溯全身的大筋，進而實施徒手治療。經過調校來修復筋傷，讓人體恢復脊椎兩側平衡的對稱性，打開堵塞的通道，藉此消除疼痛，逐步恢復健康。

經筋療法是傳承自中國老祖先的自然療法，不透過吃藥、打針或手術，因此沒有任何副作用。在治療過程中，所感受到的肌肉或筋骨反映出來的痠痛程度不一，會有短暫的不適與好轉反應。透過詳細完整的經筋檢查，並與患者討論其失衡的因素，唯有徹底改變生活習慣，才能避免讓症狀再次復發。

現代醫學常把許多筋的問題都當成是骨頭的問題來處理，包括骨頭異位、骨刺、椎間盤的疾病，都認為應該透過手術來治療，把骨刺去掉，把突出的椎間盤取出，這其實是醫學的一大盲點。人們總以為是骨質增生，或者椎間盤出了問題，壓迫神經血管引起疼痛，一路延伸至大、小腿，甚至整條腿痠麻無力，即所謂的坐骨神經痛，就必須開刀手術治療。實際上許多人主要是腰、薦椎附近筋出問題了，只要把筋傷都調理好了，各種症狀就會隨之消失。

【翳風】：小開關，大功效

由於現代人久坐少動、用腦過度，頭頸部的氣血循環通常不良，隨之而來的問題是頭痛、脖子僵硬、眼睛乾澀、視力退化、耳鳴、失眠等症狀。「翳風穴」——翳，原指羽毛扇，有「遮蓋、掩蓋」的意思。在耳垂後方，乳突骨與下顎骨之間的凹陷處，為耳垂所掩蔽。顧名思義，翳風能夠對一切寒邪之氣所引發的疾病有療癒的效用，即「善治一切風疾」。翳風穴作用有清熱散邪、活血祛風，通竅醒神之功效。

⊙適用症狀：

❶頭痛、暈眩、失眠
❷耳鳴、耳癢、耳濕、重聽
❸口眼歪斜、顏面神經麻痺、癲癇
❹鼻塞、鼻竇炎、鼻子過敏、鼻涕倒流
❺眼睛乾澀、飛蚊症、近視、遠視、斜視、眼痛
❻牙痛、舌頭麻、三叉神經痛、顏面神經麻痺
❼中暑、休克、腦中風、腦震盪

⊙操作方法：

❶按推手法：按、揉、推法。
❷使用工具：右穴用右手、左穴用左手
❸手成握拳狀，食指彎曲拇指按住食指（參考圖示），緩緩頂住穴位後，按揉穴位旁的經筋，上下推揉三十次，持續數秒，再換邊操作；力道不可過輕，會產生疼痛感，但以身體能接受為原則，每日三次以上，直到痛感消失為止。
❹症狀嚴重者操作過後須使用乾式熱源溫敷（灸的作用）。

這個開關除了可以用來治療，還能當成平日頭部的保養，尤其是腦力工作者，每日按推可改善頭部氣血循環，有提神醒腦、消除疲勞之效果。使用正確的方法，讓筋回歸正常狀態，經絡暢通，理氣順血，能量自然能貫穿五臟六腑！

「動作是生命，生命是一種過程，改善這個過程的質感，也就改善了生命的本質。」

——費登奎斯（Moshe Feldenkrais）

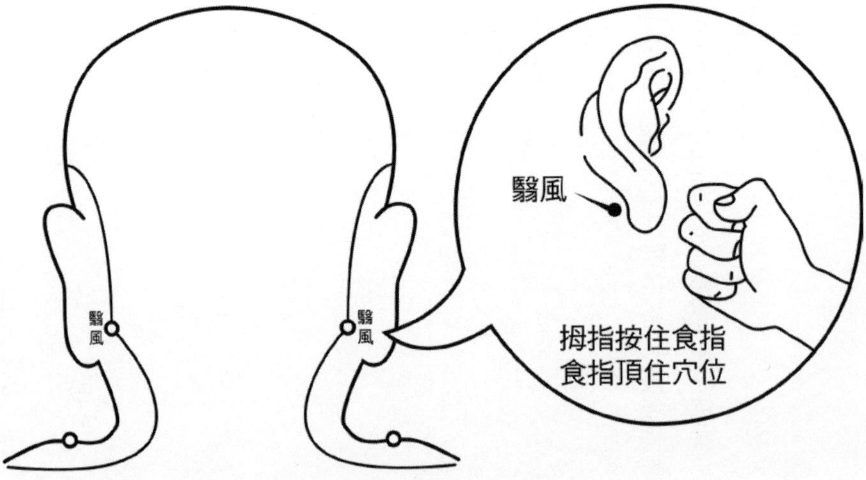

九．日光療癒

自從人類搭建高樓建築，隔離了陽光和風雨，雙腳不再與大地親近，然後在心中築起一道牆，拒絕了大自然聯繫，從此人們也遠離健康。

古人日出而作，日入而息，生活依循著大自然的節奏，一天當中幾乎有一半的時間都在戶外活動。他們為了生存經常在外奔走，從事狩獵、打魚、摘果及耕作。因此，四肢的活動量大，也不需要特別撥時間去運動，是一種符合自然規律的生活型態。現代人則因為科技的發展，帶來生活型態的改變，許多日常活動幾乎都在建築物內進行。因此，很少能夠每天在戶外活動，充分接觸到大自然。即使有機會走到戶外，現代的醫學觀念也一再的提醒我們，要使用各種方法盡量阻隔陽光。

大家都知道構成生物的三大要素「空氣，陽光，水」的重要性，而「陽光」是所有生命體在地球上生存，最重要也是最基本的條件。陽光供應著植物生長所需的能量，植物經由這些能量合成了生存，及生長必需的營養物質，同時將來自太陽的能量貯存下來，再被昆蟲、鳥類、爬行動物、哺乳動物攝食。人類再從食物中獲取這些能量得以生存。

在這個星球上之所以有那麼多樣化的生命，都是拜陽光所賜。太陽不像地球一樣是固態，而是一團熾熱的氣體能量，全世界的古老原住民都知道，陽光能治療許多疾病。

陽光具有均衡且完整的波長和能量，可以穿透人體皮膚，進入體內與各種物質進行交互作用，協助人體合成營養物質，以及廢棄物的分解與排出。可見，除了對植物生長與光合作用的影響，日光對於人體健康的影響也具有相當重要的關鍵性。

建築物內的人工照明，因為波長、光譜及能量與自然光不同，因此，電燈不可能完全取代陽光，提供人體所需的能量。若是白天長時間待在室內環境的話，具週期性的生理功能會變得紊亂。況且，人類在室內所從事的活動，諸如工作、看電視、使用電腦等，多屬於靜態性質，顯然多數人的肢體活動量嚴重不足。缺少日照與活動量，對現代人的身心狀態來說是極為不利的。

隋朝醫學書籍《諸病源候論》記載：「宜時見風日，若都不見風日，則令肌膚脆軟，便易損傷。凡天和日暖無風之時，令母將抱日中嬉戲，數見風日，則血凝氣剛，肌肉硬密，堪耐風寒，不致疾病。」古人也主張在適宜的氣候條件之下，應讓嬰兒到戶外活動、接觸陽光和新鮮空氣，可以強化氣血作用，增強抵抗力。不僅對嬰兒有益，連成年人也是如此。

陽光可以說是上天送給人類的免費營養素。科學研究也證實，自然的陽光會增加人體對氧氣的吸收、降低心跳的速度、加速新陳代謝、調節免疫功能，甚至改善肌肉的能量。現代人的生活習慣普遍性接受自然光照撫的時間偏少。因此，想要追求健康的現代人，要把握與自然光接觸的機會，多從事戶外活動，每天最好能夠接受一至二個小時的自然陽光撫慰，讓日光來療癒我們，不論對於心理或是生理健康都會有很正面的幫助。

「人體所有的能量都源自日光。」

——聖捷爾吉（Albert Szent Gyorgyi，生物學家，維他命 C 發現者）

1. 人體也要充電

人體是一個良導體，所以常有機會吸收到靜電。特別是在氣候乾燥的地方，人體所積存的靜電，可高達幾百到幾千伏特。當人體靜電積存過多，又沒有地方可「放電」時，靜電就會在人體內作怪，影響人體內分泌的平衡，而干擾人的情緒。

生活中電磁波無所不在，也干擾了人體能量場。無線網路、電器用品、變電所、手機及基地台，幾乎無孔不入，每個人都閃不掉，這也是現代人容易焦慮不安的一個重要原因。

我們每天都穿著鞋子踩在柏油地或磁磚上，雙腳和大地幾乎絕緣。如果環境允許，應該經常與大地進行「肌膚之親」，將靜電釋放到大地中去，赤足行走或赤足坐、躺在草地上，不要小看這個動作，這不僅會感到特別舒服和清爽，而且可以釋放體內積存的靜電，改善失眠、壓力等問題。

所有物質都是由原子組成，而原子又是由原子核及電子所構成，電子環繞著原子核，原子核帶正電，電子帶負電，它們之間保持一種平衡狀態。人體六十兆的細胞也都帶有電子，古老及現代醫學觀念都一致認為，我們體內失衡的時候，百病就生出來了。

「病家不接地氣，故陰陽不通。是之陽氣自行消長，而癥候隨之消長。」

——劉純（明代醫學家）

在過去很長的歷史時期，地球大氣中的正負離子一直保持著平衡狀態。近百年來全球高度工業化，受到電子產品普及都市居住空間過於狹小的影響，環境的「離子平衡」遭受嚴重的破壞。人類居住的環境普遍受到工廠排放的廢棄物、車輛的廢氣、電磁輻射、農藥及化學物質等汙染，使得大環境中正離子劇增、負離子大量減少。

當我們所處的環境有大量的正離子，人體的負離子就會被吸引走，脫離原來的軌道，所以身體會感覺很疲憊。**因為大地本身就會釋放負離子，所以增加負離子最簡單的方法，就是在空氣清新的地方，經常赤腳走在土地上。**補充負離子讓身體恢復平衡，對慢性疾病特別有幫助，只要每天在草地上赤足走上半小時，就會有明顯的不同。

通常孩童身體的負離子比正離子多四倍，所以他們的生命力特別旺盛，免疫力也較強，反觀成年人身上的負離子則較缺乏。日本醫學博士阿岸祐幸指出：「正離子的世界是氧化↓腐敗↓破壞，具有破壞動植物健康的作用。相反地，負離子的世界是還原↓合成↓復甦，具有促進包含人類在內的動植物健全成長的作用。」

負離子能中和人體過量的正離子，使血液呈弱鹼性，其主要的功能是促進新陳代謝，激發人體自癒力。經負離子作用，可使人提昇精神，改善心肌功能，且具有鎮痛作用；正離子則會導致人們精神渙散或煩躁不安。室內空氣比室外空氣污濁好幾倍以上，人的一生有超過三分之二的時間都待在室內，欲改善體內平衡，可以從打赤腳走出戶外開始，順道做個日光療法，何樂而不為！

2. 心靈感冒

血清素是一種神經傳導物質，主要在大腦和腸胃中運作。在腦內，血清素由腦幹中的一組神經元製造，經由神經線傳導至腦內的其他區域，作為傳遞信息的媒介，主要調節我們的情緒、睡眠、胃口等功能。

根據研究顯示，許多健康問題與血清素容量有關，當它分泌不足或功能不良時，人就會出現注意力無法集中，這種情況還經常伴隨壓力和厭倦感。如果血清素含量進一步下降，人會產生退縮、恐懼、悲觀、憂鬱、失眠等現象。血清素具有鎮靜作用，因此被稱為是人體的「幸福分子」，與情緒與壓力調整有密切關係。

在天氣晴朗的時候，我們大腦所製造的血清素，比在天氣陰暗時還要多。在冬季由於日照時間縮短，陽光量相對較減少，因此，人體透過吸收的光也會減少，而造成血清素分泌下降，血清素一旦失調就會嚴重影響心情。

高緯度的北歐和北美地區秋冬季節白天時間較短，導致人們情緒低落；而頻繁地在國際間往返或輪值夜間性質的工作，會使得人們的生理時鐘錯亂，導致憂鬱和失眠的困擾。

在心理學上憂鬱症叫做「憂鬱性情緒失調」，又稱為「心靈感冒」，憂鬱就是極度不快樂，一股陰霾的能量籠罩著身心，有如結網般地難以揮去，形成持續性情緒低潮反應。常見的症狀，如悶悶不樂、焦慮恐慌、躁動不安、沮喪感傷等等。

季節性情緒失調者在秋冬開始憂鬱，直到春夏季漸漸恢復，形成主因是光照縮短及日夜週期失調，影響神經內分泌與大腦調節情緒的功能，使憂鬱情緒伴隨著寒涼季節來道，心情也遭寒流波及。

一般性憂鬱症也被稱為現代的文明病。實際上，憂鬱症病不是疾病，而是人們累積太多煩惱與心結，造成體內陰性能量過多，在心靈深處形成暗礁，投射在心理擴展到生理問題，產生一系列身心異常的症狀。

煩惱與心結都是一種「苦」，人會感覺「苦」的根本原因，是我們身體的活動與思想活動離開了大自然的活動。我們從大自然的活動之中分離出來，以自我為中心獨立自主，心智模式變成慣性要求完美、理想執著。然後，不知不覺的想去掌控世間的一切，這種脫離天地運行法則的思維，就會在生活中製造許多困境來束縛自己。

處理苦惱的方式，應該積極地轉化思維才能釜底抽薪，運用智慧尋回光明的人生。每天撥出時間從事日光活動，目的在於讓我們跟大自然之間遠離的關係重新取得連結。實際上，每個人都應該在白天的時候，每天進行約一到二小時的戶外活動，選擇一個空氣良好的環境走一走，就像進入一座大自然的人體「充電場」般，相信時間不用太久就可以輕鬆的擺脫憂鬱的夢魘，重新恢復生命力。

「喜樂的心，乃是良藥。憂傷的靈，使骨枯乾。」

——聖經（箴言 17:22）

3. 健康走出來

「四肢運動」是人類最原始的活動。人類俱備的雙手雙腳，用以行進，承載，搬運，從最粗糙到最精緻的一切活動，乃至於我們所生活的世界，無一不是透過雙手雙腳打造出來的；所以，人的一生當中使用最多、活動量最大者，莫過於四肢！

古人並不需要特別運動即可確保健康，因為當時的生活型態必須常勞動四肢，沒有便利的交通工具、沒有方便的手工具，凡事都必須依賴手腳才能生活；反觀現代，工業科技發達，交通工具、電子機械設備都非常方便，既省時又省力，隨著社會的發展，我們使用四肢的機會就越來越少，我們的健康也就開始走樣了

根據一項研究顯示，造成骨質疏鬆症的原因，不只與鈣質、激素、維生素D有關。其中最重要的關鍵因素，是人體的神經肌肉系統，這包括肌肉的品質和肌力等，更是真正決定人體內骨質強度的關鍵。

科學家研究太空人的骨質狀態後發現，他們在失去重力狀態下會大量地丟失鈣質，導致體內的骨密度下降，即使給他們的飲食加強補充鈣質，但是這種缺鈣的現象也沒辦法改善，只有在返回地球之後經過一段很長的時間，才能慢慢地恢復過來。

因此證實了想有效防止骨質疏鬆，一定要做到兩點，一是注意做到飲食中補充鈣質等，二是必須適當地使人處於負重的狀態，**因為只有在這種負重的狀態下，人體才能有效地把飲食中的鈣質吸收到骨頭組織中。**

由此可見，為了防止骨質的疏鬆，我們不能單純依靠補鈣，還得透過身體活動來增強我們骨質的承重能力和肌肉的張力。人體若沒有充足的肢體活動，從外面補充再多鈣質也無法

吸收。

運動除了我們一般所認知的鍛鍊肌肉、減肥瘦身之外，還有與我們人體健康息息相關且鮮為人知的原因。例如，活躍人體的氣脈，而有活化細胞之功用。

「四肢者，諸陽之本。」

——黃帝內經

人體的生命結構裡能夠產生一種溫暖身體的熱能量，古人稱之為「陽氣」。我們體內產生陽氣最多的組織就是「筋與骨」，而四肢的骨骼佔全身的百分之五十以上，因此常進行四肢運動，自然將產生足夠供應人體使用的熱能量，且下肢的運動又比上肢運動重要。

如果缺乏四肢運動，則陽氣虛、陰氣盛，身體熱能不足造成陰性體質，氣血循環不佳，導致自癒力變差。

有一句諺語說：「走路是百鍊之祖。」意思是說走路是所有養生功法的始祖。尤其，健走是一項理想的運動。健走時跨大步、速度敏捷、雙臂擺動、抬頭挺胸，比慢跑安全，也比散步有效。

銀髮族或許多女性常以散步做為閒暇運動，但是散步的運動方式，因為走得不夠快，運動量不足，很難產生足夠的陽氣。處於缺乏運動狀態的現代人，應多透過這個人類最原始的四肢運動，每天給自己一點時間進行日照與健走，做為基礎的保養。

【健走注意事項】

❶行走前做好暖身運動，活動腰部、手腳及腳踝。
❷可赤腳走但必須選擇安全無尖銳異物的環境。
❸每次健走時間約三十分鐘至一小時。
❹身體有病或體力不佳者，應量力而為，中途可適度休息。

其實走路就像瑜珈一樣，是一種運動，也是一種生活方式。健走讓運動也可以是一種享受，優遊在自然之中，不受條件限制隨時隨地進行。

「有健全體格，才能有健全心靈」

——古諺

十．睡眠是終身大事

放鬆不是努力得來的，而是真正放下才能放鬆。

我們平均每天會花八個小時，每週五十六小時，每月二百二十四小時，每年二千六百八十八個小時，來從事一項活動——「睡眠」。顯然人一生中有三分之一的時間都活在睡夢中，人類為什麼需要這麼長時間的睡眠？事實上，睡眠是讓人體另一套系統能夠正常的運作。

睡眠的時間和清醒的時間其實是一個整體。現代科學已經發現，人在睡眠當中的腦波每隔一段時間（約九十分鐘）會產生一段波動，在這段期間，人的眼睛會有快速的移動，像做夢都在這個時期發生。睡眠並非所有的生理系統都在休息，而是有許多主動性活動在進行。

我們的大腦雖然只佔體重的百分之二，卻消耗著人體百分之二十的能量。尤其，當人在不斷思考及動腦筋的時候，腦部便會消耗掉血液中高達百分之五十的氧氣和養分。大腦是人體最重要的指揮和調控中心，在清醒的時候，必須不停的處理身體內部和外界的訊息，同時會消耗許多能量，若過度疲憊或稍微耗損，就可能造成身體癱瘓。因此，**睡眠其中一個重要功能，便是為大腦提供定時保養的機制**。就像手機使用了一整天，電池總是會耗盡，需要進行充電一樣的原理。睡眠是所有動物，包括人類延續生命的方法之一。

人體在夜間的生理現象與白晝不同，包括呼吸道的反射作用降低、肌肉張力降低、心跳規律性降低等。而且一些荷爾蒙和神經傳導物質在夜間的分泌量反而大增，如生長激素、褪黑激素等。

生長激素能促進人的生長，且能調節體內的物質代謝。現在醫學已知它對於心臟、肝臟、腎臟，以及骨骼發展有很大的影響。另一面，由大腦內松果體生成的一種荷爾蒙——褪黑激素，它是一種抗氧化劑，由負責神經傳輸功能的血清素轉化而來。褪黑激素負責調整日夜生理時鐘，分泌不足會影響新陳代謝速率，降低人體免疫功能。

「吃得好不如睡得好」

——諺語

1. 睡眠是一種自療

生長激素是由腦下垂體全天二十四小時製造，並釋入到血液，但分泌量依時間不同而異。在白天只有極少量的生長激素產生；而在夜晚的分泌量則會達到高峰。在睡眠的最初數小時內，大腦的腦下垂體會釋放出大量的生長激素，這種生長激素能促進體內蛋白質的代謝，從而促進體內組織的生長和修復。

人從食物中攝取營養素，便是靠睡眠的時候轉化成身體所需的能量，修補損壞的細胞及生長新的細胞，所以睡得好，能量自然貯存得好。

俗話說早睡早起，在固定的時間需要睡眠，在固定的時間醒來，這就是人類生理時鐘的一部分。大約從清晨六點鐘開始，人體腦部的溫度會逐漸上升，午後趨於緩和，再繼續升高，黃昏時達最高點，然後在天黑入夜後約二小時逐漸下降，直至凌晨出現當天腦部溫度的最低點，這就是所謂的人體中樞體溫。

這種腦部溫度變化其實就如同鬧鐘一般，可告訴人們何時該睡、何時該醒。大腦是人類對外、對內聯繫的重要指揮中心，腦部從早上醒來後的活動量，溫度逐漸攀升，顯示活動量愈來愈高，到達黃昏時是腦部活動最亢奮的時間，此刻提醒著人類應當進入調養大腦的時候了。如果腦部無法得到適度休養，可能會引起很多身心不協調的問題。

睡眠是在進行修復身體系統的耗損，是人體的一種自療過程，人在入眠時由內分泌系統和神經系統一起調節人體的代謝和生理功能，幫助身體修復一些受損的地方，使人在第二天醒來後，恢復精神和體力去面對新的一天。

「人體是一個智能系統，具有自我修復、自我調整、自我防護等治病防病的能力。之所以產生疾患、沒有自行啟動修復程序，多是因為人體受到外界干擾之故。只要找到疾病的根源加以治理，那麼人體終會自行回歸健康。」

——欒加芹（中醫博士）

2. 健康的隱形殺手

失眠是人們最常遇到的生活困擾，據統計全世界約有四分之一以上的失眠人口。有人把失眠按時間分成暫時、短期和長期失眠三種；也按症狀分難以入睡、睡不久和睡不熟、早醒等。

在正常的睡眠過程中，人體會啟動自療系統來清理一天中所接收的陰性能量，所以睡飽後神清氣爽。經常性失眠會造成免疫力變差，生活品質下降，體力精神下降，導致處理事物效率變差。若長期睡眠品質不佳，身體無法有效清除這些負能量，讓濁氣在體內日積月累，會引起疲憊感、全身不適、情緒不佳。失眠的最大影響是精神方面，嚴重者會誘發精神分裂。

人的生理活動會產生廢棄物，心理活動也會產生廢棄物，人體內的陰性能量就像是一種精神類的廢棄物，假如未經排除累積成了毒素，將持續汙染我們的身、心、靈，形成加諸在自已身上的無形壓力，造成人體自律神經失衡。

一般來說，自律神經失調主要是交感神經長期亢奮，使得副交感神經無法與之產生協調作用。人體的神經系統分為中樞神經及周邊神經兩種系統。自律神經系統是屬於周邊神經的一部分，其功能主要在於調控人體內臟肌肉活動及內分泌腺體產生荷爾蒙，也是身體應對內外環境壓力的一個系統。自律神經系統由交感神經及副交感神經相互平衡制約，調節生理和心理機能。

動物對壓力的反應，簡單的說就是「戰或逃」，即當生物體遭受威脅時準備戰鬥或逃跑的一種反應。它是來自交感神經的反射作用，會使我們的心跳加快、血壓升高、肌肉緊綳及呼吸加速；而副交感神經則是負責相反的作用，當生物體處於安定放鬆時的反應，它會使心跳和緩、血壓穩定、肌肉放鬆及呼吸細柔。

可以用「動」與「靜」的概念來說明交感與副交感神經。交感神經屬「動」，副交感神經屬「靜」。交感神經負責活躍組織，讓各器官功能亢進，促進人體的能量消耗，同時釋放壓力激素，使呼吸與心率加快，為身體進入高度的警覺狀態；副交感神經則負責降低呼吸與心率，放鬆內臟跟器官。正常情況下，兩者搭配地天衣無縫，在一動一靜之間交互變化，它們之間的關係就像蹺蹺板一樣。

很多長期失眠的人會依賴安眠藥，但是失眠的原因主要來自於精神上的壓力所造成的自律神經失調，如果沒有從根源解決，也就是將這個失去平衡的系統調整回來，只是靠吃安眠藥，是沒有效用的，而且服用這種藥物會產生副作用，專注力變差，白天精神不濟，甚至產生抗藥性，吃了也不見得能睡著！

自律神經是我們無法用意志去控制的，正常功能運作良好時，自然很難察覺它的存在與功用。一旦它們的功能失調崩潰時，就會出現心律不整、呼吸急促、消化不良、頭痛失眠等症狀，我們才能體會這個隱形的朋友是多麼的重要。大自然界的動物一生當中大部分的時間都處於副交感神經比較活絡，也就是處於放鬆休息的狀態，牠們只有在追捕獵物或逃命時，交感神經才會呈現活躍狀態，以便能在短時間產生爆發性的力量。

就人類而言，幼兒期人生舞台的主角是副交感神經，成年後轉換成交感神經；尤其現代人的生活充滿緊張忙碌，經常處在競爭與壓力的環境，再加上一些違反自然法則的活動，使得人體慣性處於交感神經亢奮狀態，不但造成心跳過快、呼吸短淺、筋肉緊繃、消化不良等問題。同時長期焦慮不安，身心無法放輕鬆，等到應該睡覺休息的時間，大腦的念頭有如千軍萬馬奔騰不止，以致無法入睡或者就算睡著了，也無法進入熟睡狀態。

身體無法真正放鬆，翻來覆去睡眠斷斷續續，隔天醒來時精神不濟，一日復一日惡性循環。每個人的壓力來源不盡相同，若要有效改善失眠問題，必須從導致自律神經失衡的源頭——「心靈」開始著手。

各種失眠或睡眠障礙顯現的現象都被稱為「症狀」，失眠不是病，卻會要人命。古人也認為，「不寢」多由情緒煩惱所傷，思慮勞倦或暴受驚恐，也有氣血不足、不暢通，導致體內臟腑功能失調，以至心神被擾，神不守舍，夜不得寐。

失眠不是安眠藥所能根治，必須從心靈層次下手，使用任何藥物是解決不了的。這是我們的生命內在負面能量一直無法宣洩的訊息，身體透過這樣的提醒，希望你停下腳步凝視自己，聆聽內在的聲音，重新檢視個人價值觀與生命的意義。

身心的障礙來自於生命深層，疾病只是內在的投影，生活中所遭遇的難題，都要往內尋找答案。放慢腳步學習放手，專注地活在當下，體察到自己不要成為一個「完美的人」，而是一個「快樂的人」，回歸生命的本源——大自然，讓它引導你走出一條適合你的人生道路。

3. 睡覺是一種自然瑜珈

瑜珈（Yoga），這個詞源自梵文「Yuj」，意思是合一、相應，也就是連結、結合、統一。具體來說，「瑜珈」這個詞在梵語本意為「內在真我的統一」。古印度的瑜珈跟中國古道家一樣，認為生命的本來狀態即是天人合一。透過身心的修煉重新與天地、大自然取得連結共體，回歸健康富足的狀態，簡單來說，瑜珈是一種恢復本來真面目的修行方法。

人類的睡眠期間，有另一套生命系統正在活動。所以人在睡覺時生理會活動，心理也會活動。正常人在每晚的睡覺期間，都要翻身好幾次，這是無意識的人體自我調節，因此這段時間身體會變換各種姿勢，會做夢或說夢話，甚至流口水都是一種自然現象。這樣的活動其實就是類似「體位瑜珈」的功能，只是多數人大並不瞭解這對健康的重要性。

人類起源於兩百萬年前，一直以來古人睡的都是硬床，例如榻、席是中國傳統產物，傳統的睡法是席地而睡、睡板床或榻席。也因為睡硬床才能讓睡眠中的「體位瑜珈」順利進行安全、自然、不假外力與使人體筋肉強化、拉直、伸展等動作。睡的過程中雖然會不舒服，不過透過床與身體間的運動，等於讓大自然在幫人體舒筋活骨。

西式彈簧軟床與沙發的發明，說是可以保護脊椎，實際上因為軟墊不著力，身體被包覆而遷就於床墊，也因此無法有效進行「睡眠瑜珈」，如果每天少了這項重要的自療活動，筋肉骨節一旦失衡，氣血脈容易受阻。

古代家具為何做得方方正正，原來就是為了讓人坐正、坐直，否則就易駝背、骨歪、筋傷。現代的沙發、軟椅久坐容易導致彎腰駝背，沙發椅是外國人發明的，中國的椅子都是硬梆梆的，這是有道理的。姿勢會影響我們的心理，人的坐姿或立姿都要抬頭挺胸。許多人老愛窩在沙發與床上看電視，久而久之，心會變得慵懶，筋骨也會出問題，也難怪很多人經常全身痠痛。

我們常聽到一些專家在建議，如果要提昇睡眠品質，睡覺便要有正確姿勢，何謂「正確的睡姿」？人類的睡眠活動已經進行了幾百萬年，「睡覺」是一件再自然不過的事，古人從來就沒有教育下一代睡的姿勢，直到醫學發達的現代，反而教導人們應該如何的側睡、仰睡？

其實睡姿沒有一定的標準，每個人躺下時，只要感到舒服那就是適合自己的姿勢，接下來就把身心交付給大自然，進行一趟睡眠瑜珈之旅！

睡覺的時候全身躺下，找一個感覺最舒適的姿勢，將身體放心交給天地，全身都徹底的放鬆，身體重量慢慢消失，就像躺在木筏上，隨著水波漂浮，慢慢放鬆而達到心神寧靜。由於頸部得到完全支撐，加上平躺完全打開心胸，能讓心靈慢慢適應沒有防備的感覺，然後逐漸進入開放自由而又平靜的狀態。

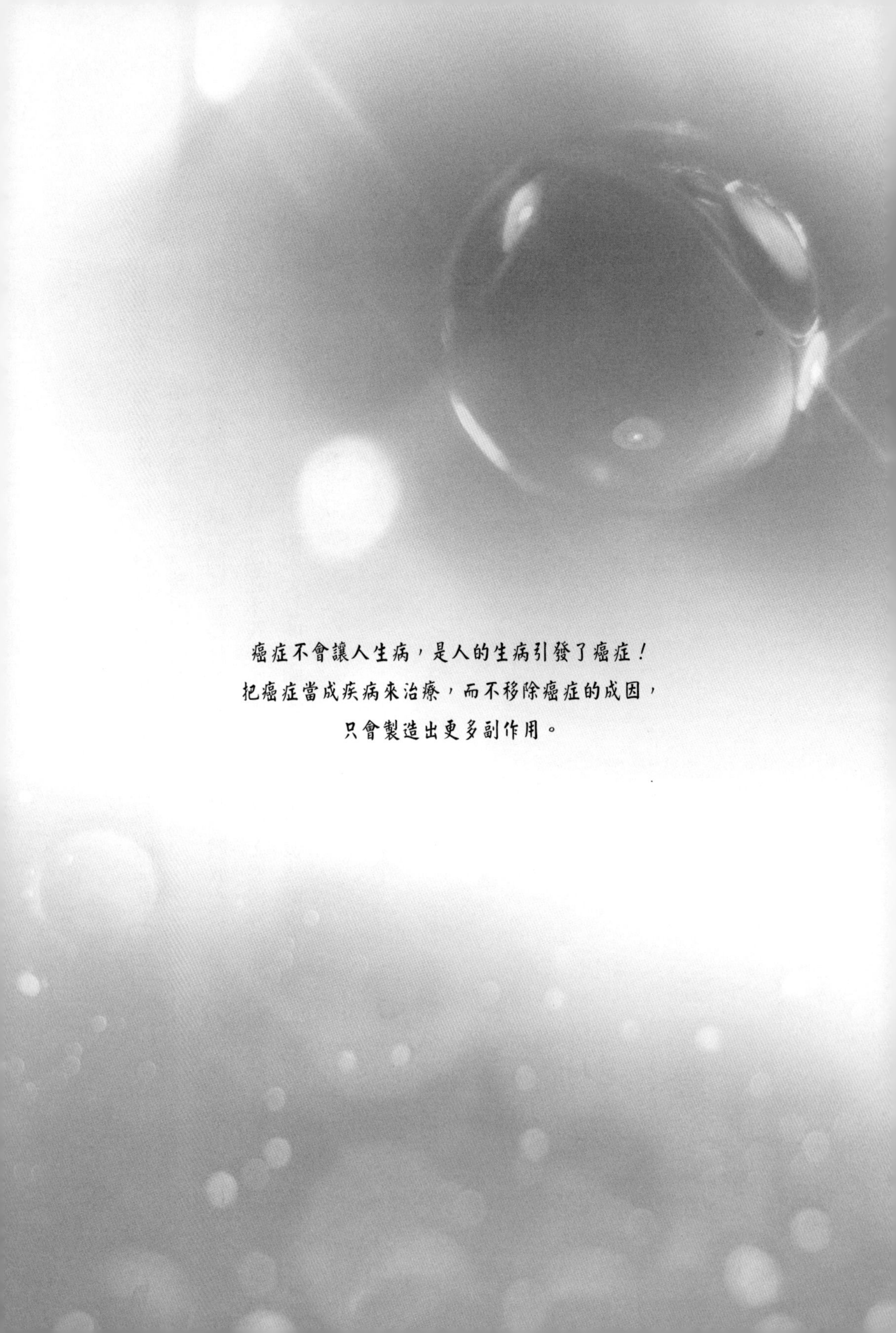

癌症不會讓人生病，是人的生病引發了癌症！
把癌症當成疾病來治療，而不移除癌症的成因，
只會製造出更多副作用。

十一．神祕的第三隻眼

每一個人的生命，原是神聖而豐富的；唯有活出自然本性，別人才能分享到我們內在的富足。

自古以來，人類對大自然的認識一直存在許多未知的謎團，也對人體的奧祕充滿好奇，對松果體的研究便是其中之一。人體的松果體位於人腦的中心部位，從生理解剖學來看，松果體位於大腦中心附近、兩個腦半球之間、夾在兩個圓形丘腦所在的凹槽中的上後方，因其形狀像一個微型的松果因而得名。它雖然微小，卻是人體內一個非常關鍵的、非常活躍的調控中心。

科學家發現松果體具有類似眼睛般的視網膜細胞，它能直接感知光線並作出反應，應證了松果體確實有「感光」的功能，而且它不僅有感光受體，還有完整的感光信號傳遞系統。

松果體的功能主要透過將光信號轉化為內分泌信號，來實現它對人體機能的調控。它將光信號轉換成分泌一種重要的激素，稱為「褪黑激素」。褪黑激素俗稱為腦白金，是存在於從藻類到人類等眾多生物中的一種荷爾蒙，它在生物中的含量隨每天的時間產生變化，因此會影響身體的甦醒和睡眠與生理週期。

在正常情況下，松果體會在黑暗的情況下才會製造褪黑激素，因此褪黑素又稱「黑暗荷爾蒙」。松果體會根據所接收的光量調整褪黑激素分泌量，通常在睡眠時間大量分泌，因此被視為人體重要的生理時鐘。

松果體在夜間十一時，至隔日凌晨二時分泌褪黑激素最旺盛，清晨以後分泌量急降。褪黑激素的分泌受光照和黑暗調節，因此，晝夜光照與黑暗的週期性交替就會引起褪黑素的分泌量相應地出現晝夜週期性變化。

褪黑激素可以抑制人體交感神經的亢奮性，使得心跳速率減慢、肌肉鬆弛、血壓下降，於是身體開始進入休眠狀態。心臟也得以喘息，可是一旦松果體接收到光，褪黑激素就會被抑制住。因此，夜晚開著燈睡覺，會導致免疫功能下降。睡覺時最好要關閉所有的燈光，如果非要點燈的話，位置最好低於床鋪位置以下避免頭部接觸到光線。

研究顯示輪值夜班的女性，乳癌的發生率是正常人的兩倍。**松果體分泌褪黑激素有規律性，只要一天熬夜，次日褪黑激素分泌量就會減少，約要數天才會恢復正常。**我們白天的身心活動，需要較大量的幸福分子——血清素，褪黑激素的原料就是血清素，這其分泌量與褪黑激素成反比，血清素在夜間的濃度低得多。

褪黑激素對人的食慾、情緒、睡眠、生殖、免疫、生長等多方面功能均有影響。年齡也會影響松果體分泌褪黑激素的濃度，人類在出生後至七歲期間，達到最高峰，而後隨年齡下降。年長的人松果體可能完全停止分泌這種荷爾蒙。

退黑激素在夜晚深睡時釋放，它使熟睡的睡眠時間拉長，此時正是細胞修補的重要時刻。隨著年紀增長褪黑激素分泌減少，睡眠時間會縮短且睡眠品質變差，細胞修復力也變差，如果能夠維持退黑激素的濃度，讓睡眠品質提昇，身體的器官能有更多時間恢復與修補，也就不容易老化及生病。

松果體的前方有一個生物場，它可聚集射線，並能起到掃描圖像的作用，類似人類的第三隻眼，褪黑激素還是細胞間物質交換的信號分子。松果體的「位置」，是一個精神能量中心，古人有天目之說。因此，被稱為人類神祕的「第三眼」。松果體的位置剛好和中國古道家所描述的泥丸宮，及印度古瑜珈的眉心輪位置相吻。道家泥丸宮是指人的「元神」所住的宮殿，在生命活動中扮演著重要作用，是人的精神活動中樞。在古代，神學家或修行者都明白心靈與身體之間有密切重要的關聯性。

在印度不分男女老幼，常見在額頭畫上一個紅點，稱作 Bindi。按照傳統做法，沾取以硃砂、糯米與花瓣做成的顏料點在眉心處，有開光之意。Bindi 這個詞源自於梵文 bindu（明點）。在古瑜珈中，明點被認為是一種生命力的精華，明點與靈氣構成了細微身。這一個點是無限的開端，一切有形的物質都源於這個無形的精神中心。

種種跡象都顯示第三眼，但對人類身、心、靈發展十分重要。各種古文明和宗教都曾經留下紀錄，人類祖先早已知道人腦中央處是物質世界和精神世界之間的通道。十七世紀法國哲學家笛卡兒曾表示，如果眼睛是人類的靈魂之窗，那麼松果體就是「靈魂之座」，是心靈與身體訊息交換的所在。

1. 退化的眼睛

人類的松果體在幼年時較發達，一般到七歲後逐漸萎縮。松果體會隨著年齡的增長而鈣化，現代人面對的壓力比遠古時代的人大上無數倍，松果體的退化是非常普遍的現象。人們進入成年階段起精神緊繃、飲食不當、生活習慣不良，以及接觸汙染物質，松果體便開始退化萎縮，最後鈣化形成腦砂。

人類對地球的過度開發，導致環境中的有毒物質增加，而且各種科技產品的電磁場，也加速了對松果體的進一步退化。科學研究進一步發現氟化物更是松果體的頭號敵人，比起體內其他任何物質，松果體吸收的氟化物最多。松果體對於人體正常機能的維持，扮演關鍵的作用，尤其是對生物節律、睡眠、免疫功能等多方面功能，褪黑激素均有重要的影響。

松果體退化歸納其原因，是人們精神與物質兩種層面交叉污染的結果，這是人類社會文明進步所帶來身心失衡的代價。科學發展的本質原來想為人類造福，然而冷靜的思考，現代科學帶著我們遠離大自然，產生一系列負面連鎖效應。實際上，不難發現多數人的人生目標正與幸福之路背道而馳。

大自然的萬物都依循著一定的原則在活動，動物界有各自攝食的食物，也會在特定的時節繁衍後代；植物界的葉，花，果實也有其特定的發生順序，不會亂來的。唯獨人類，凡是能抓得到手的資源都會被過度利用，一再破壞珍貴的地球環境。我們要順應大自然的法則，若只憑著普世價值觀走，隨心所欲的生活，那麼環境失衡、氣候異常、社會紊亂，以及人們身心方面的各種疾病都是必然的後果。

「我們知道，大地不屬於人類，而人類屬於大地。我們知道，每一件事物都是有關連的，就好像血緣緊緊結合著一家人。所有的一切都是相互有著關連的。現在發生在大地的事，必將應驗到人類來。人類並不主宰著生命，他只不過是其中的一小部分而已。他對大地做了什麼，都會回應到自己身上。」

——西雅圖酋長的宣言

2. 動靜平衡

在科學的理論基礎下，現代醫學以機械化的觀點進行人體結構研究，看待生命角度，完全與古老醫學相反。生命是一種活動，生、老、病、死都是一種活動，而且人類身心的活動與天地的活動息息相關。

古人常用陰陽的概念來解釋自然現象，如果將生命活動分為動和靜，動為陽、靜為陰；身是動、心是靜，陰陽平衡即是動靜和諧，這是生命活力的根本。養生就是要保持著動靜和諧的狀態，維持著動靜平衡的整體性，才能維持正常的身心活動功能。

「平衡」是大自然最微妙的力量，也可以說是宇宙萬物運行的法則。動和靜達到和諧狀態，就是一種平衡的狀態。

現代人雖然平均壽命延長了，但有因此更健康與快樂嗎？活的時間長並不等於活的品質好。全世界約百分之七十五的人口處於亞健康狀態，現代人延長出來的壽命很大一部分都籠罩在慢性病的陰影之中，這些所謂的文明病，像是憂鬱症、糖尿病、腎臟病、高血壓、心臟病、腦中風及癌症等病。它們在人類歷史上不常見，也好像是我們現代人的專利。

已經有研究證實，當代人類頭號殺手——癌症並非是「自然的」，純粹是「人造的」。古時候癌症很罕見，自然界中沒有什麼東西會引發癌症。**癌症主要是因為現代人錯誤的生活方式、環境汙染和飲食不當造成的。**這項研究是從歷史紀錄來透視癌症的形成與發展，由於古代缺乏手術治療，沒有辦法切除癌組織，因此應不難在人體內發現癌症證據，就連在木乃伊中也很少發現惡性腫瘤組織。

科學家指出在工業化國家，癌症和心血管疾病是造成死亡的兩大主因。換言之，**癌症是**

現代生活催生的一種文明疾病，不過以整體科學的發展趨勢而言，治療癌症的技術相信不久就會問世，而且未來的科技將會讓我們死不了，只是活得不快樂。

「不當的生活型態、虐待自己的身、心、靈，才會形成癌細胞。癌症不會讓人生病，是人的生病引發了癌症！把癌症當成疾病來治療，而不移除癌症的成因，只會製造出更多副作用。」

——安德烈・莫瑞茲（Andreas Moritz，自然醫學醫師）

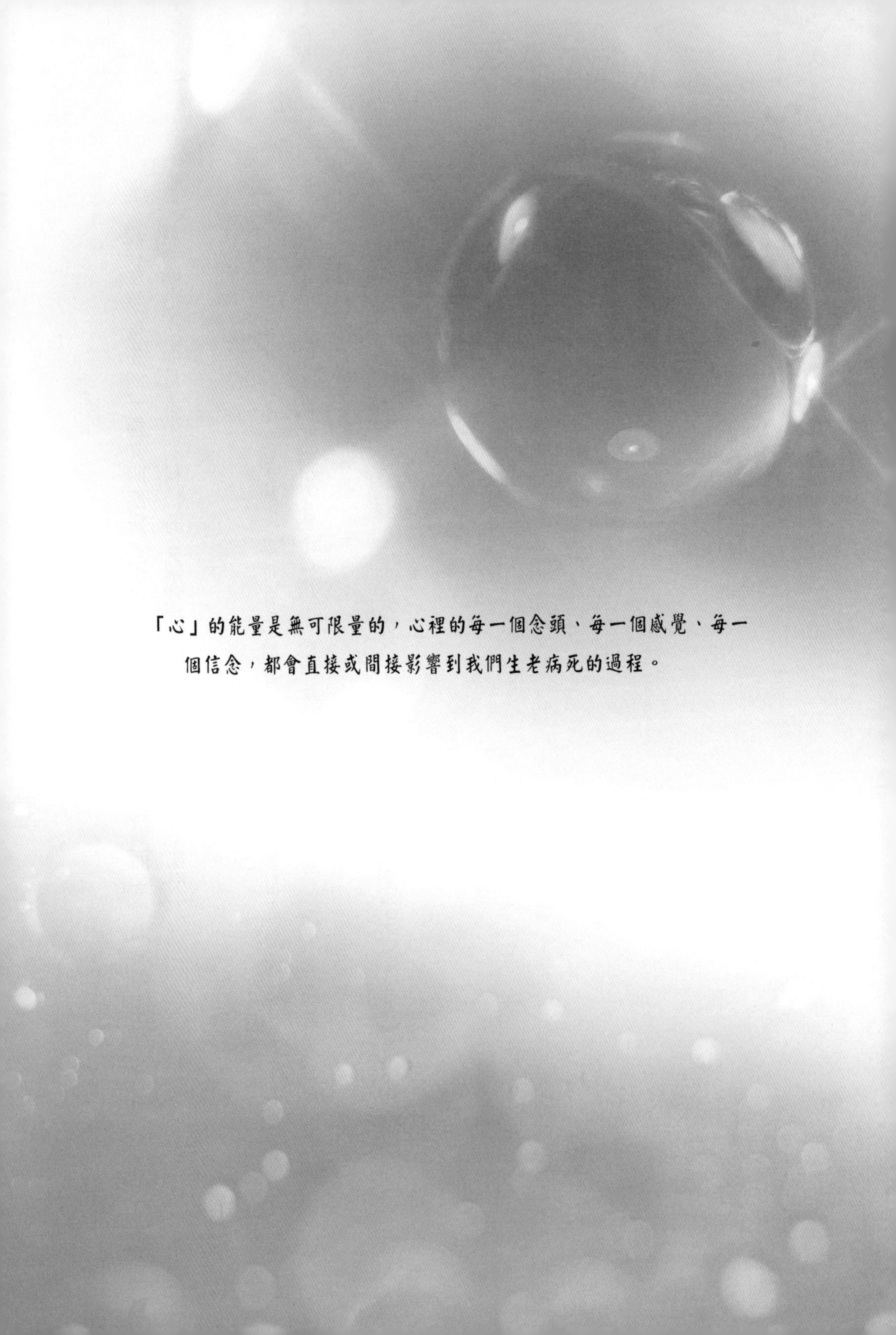

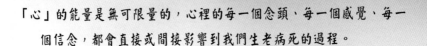

「心」的能量是無可限量的，心裡的每一個念頭、每一個感覺、每一個信念，都會直接或間接影響到我們生老病死的過程。

十二．發現另一種存在

「道之為物，惟恍惟惚。惚兮恍兮，其中有象；恍兮惚兮，其中有物。窈兮冥兮，其中有精。其精甚真，其中有信。」

——老子

宇宙一誕生的開始就是充滿微塵粒的狀態，這些微塵結合成星系、星球、星雲。在人類所觀測的宇宙裡，有超過二千億個星系。光是在我們的銀河系裡，就有一千億多顆恆星，恆星數量超過地球上的沙粒。相較之下，地球在浩瀚的宇宙中有如滄海一粟，我們所依附的星球渺小到幾乎很難感覺它的存在，人類卻自認為是宇宙的中心，以大自然的主宰者自居，因為我們不夠認識天地真正的力量。

目前科學界一致推測宇宙中暗能量（隱密能量）佔宇宙總能量的百分之七十三，暗物質（隱密物質）佔百分之二十三，常規物質（可觀察和測量到的物質）只佔百分之四。換句話說，我們目前對宇宙的認識只有百分之四，還有很廣大的未知世界等著人類去探索。

「當我思想到大自然界有許多巨大的力量，每一種力量都足以毀滅人類的生存，但是這些力量卻沉靜地，維持在一種巧妙的平衡中。不僅沒有危害人類，而且對人類的生活，經濟活動有很大的助益，這樣高智慧的設計，遠超過語言所能描述，我只能敬畏上帝的智慧。」

——法拉第（Michael Faraday，英國物理學家）

1. 場的奧妙

傳統科學完全是以機械式觀點來論述宇宙體系所有事物，一種偏向線性與物質化的架構。愛因斯坦的相對論與量子力學，則衝擊了牛頓的機械式的宇宙觀，也改寫了人類對宇宙與基本粒子的瞭解。而能量場的啟蒙，在於法拉第（Michael Faraday）提出的「場」（Field）概念，才開啟新的一片天地。

科學家們最近證實了上帝粒子的存在——格斯玻色子（Higgs Boson）。宇宙中原本充滿沒有質量的粒子，直到一種能賦予粒子質量的場介入。上帝粒子就來自於這個看不見的場，這種場充滿了所有的宇宙，即使在人類看來是空的宇宙中，這種場也仍然存在。如果沒有它，宇宙中的所有粒子都將以光速運動，以這麼快的速度運行，粒子將無法結合到一起，因此不會有原子、分子等等，就不會有任何物質，也就不會有生物，當然包括我們人類。

量子場論主張宇宙的虛空雖然一片寂靜，但不意味着一無所有。真空是一個具有脈動（比波動更為細緻）的動態系統，它是一種能源。真空中蘊藏著巨大的能量，粒子在絕對零度時的振動（零點振動）所具有的能量就是零點能。這種零點能量具有超越時空的特性，所以可以是無限大，也可以是無限小，零點能量所形成的瀰漫宇宙的能量場，稱作零點場。

「場」不是虛擬的概念，而是一種真實的存在。事實上，整個宇宙都是瀰漫著一股生命力，它是一種場，而這個場是能量的源頭，它塑造星系、星球和一切東西。所有萬物全都是這個能量場裡的組合。宇宙及一切萬物全都是在一個整體的大場，而宇宙是一個整體，由交織互動形成的大網，人類及萬物都是整體中不可分離的一份子。所有的萬物都與零點能量場進行互動，它的活動會影響著任何一個個體，而個體的活動也會影響它。簡單的說，我們正在參與創造，也在被創造。

在達爾文提出演化論之前，人類社會普遍接受創造論。然而，從量子科學開始發展以後，這兩種理論都已經受到嚴重的動搖，有越來越多的證據顯示，宇宙虛空有一種智慧具有微妙的力量，可以創造萬物也能根據整體需求調整，讓生物能自行改組遺傳因子，以適應變化多端的生存環境。

英國生物學家謝爾德雷克（Rupert Sheldrake）指出，整個宇宙是由「形態生成場」所組成，生物的結構並不受限於內在的基因排列，而是從外在的形態場域中經由形態振動，共振相同的記憶所形成。宇宙的演化是雙向的共振結構，先人所經驗的知識，會存放於總體記憶內，方便後進的物種採用。根據這個概念，只要當一個物種中有一個個體學會了新的行為，這個物種的形態場就發生變化，即使是十分微小的變動。如果這個新行為持續一段特定的時間，那麼它的「形態共振」的效果則可能遍及整個物種。

這是「場」的一種特性，一個看不見的資訊網路系統，從起因→形態→形式→成為，「場」的活動超越時間及空間，超越物質及非物質，包含過去的事件、能影響其他所有的事件。他曾做過幾個實驗，例如當實驗室的老鼠中有一隻破解了迷宮的路徑，之後的老鼠破解同樣迷宮的速度就會加快，這意味著個體的記憶資訊經由場域的連結，而上傳到總體的資料庫，後續的個體即可從總體的資料庫中下載資訊，方便物種演化的進程。另外也從人類的實驗得知，當一組密碼遭破解後，同一組密碼被後人破解所需的時間顯著減少。

整個宇宙的大場裡面充滿著訊息與能量，生物體的內部跟外部會不斷即時互相傳遞信息。「數學」是宇宙的基礎語言，天地活動的所有訊息（資訊）是以數的方式運作，雖然這種信息既深奧且複雜，讓人類無法理解，但是陰陽或0、1即是它最原始的結構。

遠古時代，東西方文化都有無我（天）與小我（人）要「合一」的概念。印度的吠陀傳統文化記載著大梵天（Brahman）與小梵天（Atman）的宇宙觀。大梵天是整個大千世界的造物者，其創造了世間一切事物，而小梵天則為被創造的眾生，其精神思想類似中國古代道家所講的大、小周天的概念。

從「場」的角度來看，宇宙整體的場域猶如大梵天、大周天，而芸芸眾生的個體場則為小梵天、小周天。根據古人的洞見，認為人體是與大宇宙相呼應的小宇宙，這兩種場域系統無時無刻都在進行溝通，瑜珈行者透過靜坐冥想、調整呼吸和肢體運動，與這股神妙的力量產生連結共鳴；道家行者則經由修心養性、打坐練氣，運轉周天，來達到天人合一的狀態。目的是讓人的身、心、靈或精氣神，重新回歸生命的本源，提昇生命狀態。

2. 心的能量

我們所存在的真實世界是由「無形」和「有形」的層面組成。即有形的物質世界與無形的非物質世界，兩者相互交錯存在且相依而成。物質世界之中，有非物質世界；非物質世界之中，也有物質世界。一般我們所認識的世界其實是來自科學的物質觀，無形的非物質宇宙的活動，如果以現今講求實證的思維是不容易被解釋與證明的。

「上下四方曰宇，往古來今曰宙」，古人將空間稱「宇」，時間稱「宙」，現代科學認為宇宙是由空間、時間、物質和能量所構成的一個不可分割的整體，是一切空間和時間的總合。人的肉眼只能看到分子層級的世界，無法看到比分子更小粒子構成的世界。

科學的能力是有限的，人類可以理解的範圍只局限於特定的物質世界，雖然已可藉助現代化精密顯微鏡和望遠鏡，仍然只能看到一定範圍之內的微觀與宏觀世界。然而，宇宙龐大的銀河系之外的天體變化，都遠在人類可觀測的範圍。不論現代的技術如何發達，宇宙中絕大多數物質仍屬未知範圍，何況是對非物質世界的認識。

現今科學所指的物質世界無法涵蓋宇宙全貌，實相世界並不是單純由物質所構成，也存在著精神的宇宙。無形的非物質世界稱為精神界或意識界，它無形無相，超越了時空，無形無相是指人類肉眼所看不到的，但並非不存在。隨著科技的進步，人類的宇宙觀逐漸具體且量化，卻也慢慢遠離了精神的世界。所謂萬物皆有靈，精神的力量無遠弗屆。

量子物理學說假如你不斷的解析原子，最後你會發現物體在最基本的層次，只是一團波動能量，它已經不能再被稱為物質。物質基本元素在不同條件下分別表現出波動或粒子的性質，即波粒二象性。我們可以觀測的物質，以肉眼來觀察時，都是呈粒的質地，而在電子顯微鏡之下，最後卻變成了波，波粒是二合為一的狀態，波中有粒，粒中有波，波粒一體。波是指：光、音、聲、電、磁等能量；粒是指：原子、中子、質子、電子等粒子，兩者共同構成基本元素。所有看似堅實的物質，其實是由振動的能量所組成，而波動的根源則是意識（場），意識是一種不受時空局限的訊息場，意識所產生的能量足以改變物理狀態。

事實上，人類演化的過程就是意識發展的過程。我們過去會認為只有人類才會有智慧，其他生物沒有；我們常以為只有動物才有意識，植物就沒有。現在看來這些想法很可能是錯的，目前科學已證實人類並非唯一擁有意識的生物，包括所有哺乳類及鳥類、以及其他生物也都擁有意識。

在這個世界上，我們看不見的東西，力量遠勝過看得見的東西。舉凡親情與愛情的力量、道德與宗教的力量、毅力與恆心的力量等。「心」的能量是無可限量的，心裡的每一個念頭、每一個感覺、每一個信念，都會直接或間接影響到我們生老病死的過程。

「應觀法界性，一切唯心造」。

——佛陀

漢朝戍守邊疆名將李廣，被稱為「飛將軍」。有一次李廣帶著軍隊在曠野行軍，猛然發現草叢中臥著一隻老虎，他立即拉起弓箭狠狠的射去，當他走近上前一看，不禁大吃一驚，原來剛剛看到的不是老虎，而是一塊虎形大石；但是那枝箭竟然射入大石中，李廣非常驚訝自己有如此神力。所以決定重新再射一次，這時弓箭始終射不進石頭裡。於是這在歷史上流傳下來一句名言：「精誠所至，金石為開」。身心是一個整體的概念，心理會影響生理，生理也會影響心理。比方你現在想像一顆檸檬，然後把它切成薄片，接著放到口中含著，此時嘴巴就會開始分泌唾液，這是「心理」影響「生理」的關係；另一方面，當你待在悶熱的環境中，心情會開始浮躁，這是「生理」影響「心理」所致。我們的身與心是一條雙向道，當你的身改變，你的心就跟著改變；當你的心改變，身也會跟著改變。

有一則故事描述一位患了重病，覺得自己不會好轉的婦人，天天躺在醫院的床上望著窗外，這時秋天已經快過了，即將進入冬天。窗外一棵老樹的葉子一片片的掉落下來，婦人看到這凋落的樹葉內心格外感傷。有一天晚上她作了一個夢，夢見有人跟她說：「當窗外這棵樹的葉子完全掉落的時候，你的生命也就結束了。」結果醒過來後更加憂愁，於是開始每天緊張地數著一片片的落葉，每片樹葉掉下來都增加她一份恐懼感，心想當樹上最後一片樹葉掉落之後，自己就即將會死去。

她的一位好友知道這種情形後心生一計，就去找了一位畫家，請他畫一片逼真的葉子掛在枝上，並在老樹後的牆上畫了幾片嫩葉。幾天後，當這位婦人睜開眼睛時，她發現不但還有一片枯葉未掉落，旁邊還長出新的葉子，於是她的心情突然開始轉化。隨著冬去春來，除了那片未掉落的葉子，老樹也跟著長出茂盛的新葉，她的身體隨著春天的腳步日益康復了。

事實上，外在世界是內在世界的投影，所有展現於外在的事物，都源自於內在世界。我們回應事物的方式，都在以不同的方式形塑我們的身體，我們的思想就是一種能量，你的心打造了你的世界。

「每個人都把自己視野的極限，當作是世界的極限。」

——叔本華（Arthur Schopenhauer，德國哲學家）

3. 天人合一

數千年來由於人類文化背景的不同，西方文化偏向於物質層次上的研究，而東方文化則偏向於精神層次上的探討，二種文化體系各自建立了完整的學說。

大自然之中包含有二種型態：精神（心）與物質（物）。兩種屬性不同的世界，卻會互相影響。心和物二種型態同時並存，除了遵循各自的演化機制外，彼此間也相互影響，相融為一體。

目前我們所認知的宇宙是科學家眼中的世界，也就是所謂的「物的世界」。它呈現天地外在顯性的一面，包含各種大自然的現象、生物及物質的結構，乃至於經濟與社會發展。而另一種，「心的世界」是宗教、哲學家眼中的世界，它呈現天地內在隱性的一面。它包含道德真理、人文藝術、以及靈性神學。

東方文化的特色注重「心物合一」及「天人合一」。在佛家看來，心與物不是二而是一；在哲學上，叫做心物一元。這裡所指的心，不是單純指心理學上之心，而是宇宙本體的基本精神；這裡所說的物，也不是單純指物理學上之物，而是指宇宙的所有事物。從上追溯其合一處是本體，往下觀察其個別表徵是現象，宇宙的本體與現象是相對的，然而現象是由本體所展現，精神與物質合為一體兩面，顯示「心」、「物」之間的關係具有不可分割的特性。

在古人的眼裡，宇宙是具有生命力的系統，「道」是萬物之源、生命之源。世間萬物瞬息萬變，唯有天道永恆不變。天人關係一直是中國傳統人文精神的核心，既有儒家的「天人合德」的思想，也有道家的「道法自然」的思想。

「天人合德」是指一個人的修為應該要符合天地的德性，以達到人與自然的合諧境界。「道法自然」是說「自然」是貫穿於天、地、人的最高原則和規律，人應當效法自然，順應自然而為之，一切按照天地萬物的自然本性運行，不要以人類的私利為中心思想，干擾其原本和諧的　狀態。因此，孔子說：「不知命，無以為君子也。」知命就是「知天命」，意指為人要去追求真理，瞭解天地萬物變化的規律並順應它，如果一個人的思維洞悉了宇宙的奧祕，明白生命的真相之後，就等於知天命了。

當我們認識大自然的法則，知道生命的活動與天地息息相關，由於月有陰晴圓缺，人有旦夕禍福，生活中難免會遭遇困境，也需敞開心胸的面對；人的生、老、病、死就像四季的變化，我們會死，別人也會死，大家都會經歷死亡，這是自然的現象。當一個人俱備這樣的思維與行為，就算是到達「天人合一」的境界了。

雖然我們身為炎黃子孫，卻常誤解老祖先所提倡的天人合一狀態，以為修煉到這種境界應該能飛天遁地，那真是誤會大了！知天命是指一個人已經開悟了，懂得開始用自然本性生活。被尊稱為至聖先師的孔子五十歲知天命，那麼我們一般人如果沒有經過修心養性，恐怕活一輩子都很難開悟。

「天地與我並生，而萬物與我為一」

——莊子

古聖先哲認識到「天人」本為一個整體，它們之間存在著聯繫和對應關係，天地的變化與人類的生老病死及生活關係密切。中國將大自然或者宇宙叫「天」，而印度則稱之為「梵」（Brahman）；中國的「人」，印度稱之為「我」（Atman）。中國講「天人」，印度講「梵我」，基本上意義是一樣的。而「瑜珈」這個詞在梵文的意思是連結或相應，透過修煉達到生命與天地和諧共振達至「梵我合一」的境界。

數千年前的印度，一群穩居在喜馬拉雅山麓原始森林的修行者，在純淨的生活中，觀察萬物之變化，體悟到人與大自然之間存有聯繫的關係。並且發現山林裡的動物都各自有一套自癒的天賦，他們從學習動物使用的本能精神，探索實踐在自己的身上，逐步地去應證身心活動的微妙變化，因而瞭解到個人「小我」其實是宇宙「無我」的能量延伸。

這些修行聖者將其體驗留下紀錄，把這份生命的奧祕傳承給後人，透過持戒、精進、調身、調息、攝心、凝神、入定、三摩地等步驟，一步一步使人達到開悟解脫的境界，讓梵我兩者重新合而為一，達到身、心、靈平衡狀態，這就是瑜珈的由來。古瑜珈不是像現代只是單純的體位法而已，它是一種精神層次的修煉，目的是為了恢復生命的本來狀態，將人類的慣性心智模式轉化成靈性的系統，展現與生俱來的智慧來生活。

4. 人體有神

人是由天地合氣所生成的，地的成份為有形的肉體，天的成份屬於無形的精神體，即古人所說的：「形、精、氣、神」，其中的「神」是指神性，又稱為「靈」。發現生命三寶是中國老祖先偉大的成就之一，不過我們的後代子孫，對這古老的智慧傳承似乎很難起相應。尤其是講到「神」，多數人會直接聯想到神像、神明、神仙等，總是帶有一點宗教的神祕色彩。

其實，這裡所指的「神」無關乎宗教，它是生命的一種狀態，而且是真實的存在。古人認為「神」是生命真正的主宰，人類心智活動皆是無形，但其功能卻是超乎有形，我們的思考行為，甚至生理的變化，幾乎都是受神所左右。當人清醒時，由「神」發出思維，透過大腦發號施令，控制著人體產生各種行為活動，當人睡覺時，「神」還是在活動，如心臟的搏動、腸胃的蠕動、呼吸等機能都持續地運作，包含做夢等等，這些都是神的作用。

神為君主、氣為將帥、精為兵卒，形為百姓。

「神」——是人類意識活動，也是精神活動的總稱。人類心智活動的源頭，其實並不是大腦，肉體可以說是精神體的房子，大腦可以比喻為「神」的工具，說起來有點像電腦的中央處理器（CPU）的功能，負責將生命訊息編譯成身體能解讀的語言，並協調各組織系統的運作。

若我們將生命體用電腦結構做個完整的比喻，一部電腦除了主機、螢幕、鍵盤等硬體裝置外，還要安裝軟體、驅動程式，才能使這一部電腦能夠正常的運作。如果將生命體比喻成一部電腦的話，那麼「形」是肉體，就像是電腦的硬體設備，例如主機板、風扇、馬達、螢幕、鍵盤、滑鼠等；「精」是電腦的電晶體；而「氣」則是供應電腦運轉的電源；最後這個「神」，就是電腦的作業系統。一部電腦必須要由這四種原素組合而成，它的功能才能正常的發揮應用。

事實上，形、精、氣、神之間，跟電腦一樣必須透過線路相互連結，而且只要缺少其中一個元素，就不能稱作生命。這四種元素之中又以「神」為首要，古人把「神」放在最高位，因為「神」是生命體的指揮官。總而言之，人的感官知覺是有限制的，無法透過感覺知道神的存在，所以愛因斯坦說：「今天科學沒有把神的存在證明出來，是由於科學還沒有發展到那種程度，而不是神不存在。」

目前社會的發展是以科學為基礎，我們的生活當中處處皆以科學為依靠。而科學的思維是以理解為依歸，不過，這裡所談到的「神」無形無相，千萬別因為無法透過清楚理解，而失去讓「神」產生微妙作用的機會。

「神者，天地之本，而為萬物之始也。」

——劉向（漢代文學家）

十三．人類的意識狀態

「在我們日常生活的際遇中，潛意識的作用似乎無足輕重，它是意識思考近乎無形的根。」

——榮格（Carl Jung）

探究人類的心智運作模式一直是個方興未艾的領域，大約一百年前，有一位奧地利的著名心理學家、醫師——佛洛伊德，被世人譽為精神分析之父。他的主要貢獻，首推他對人類行為鉅細靡遺的觀察，並提出潛意識的理論，這對於我們社會對「人」有了進一步的認識，開啟了現代文明對深層心靈探索的大門。

他提出意識的層次之說，在表層之下另有思緒運作，稱為「潛意識」，指的是我們無法察覺的意識，所以又稱為「無意識」。「表意識」僅僅是潛意識中的滄海一粟，人並非自己的主宰，而主要受一些不為我們所知的力量控制，這些力量來源於自己的潛意識部分。接著另一位瑞士心理學家和精神分析醫師——榮格，是一位學問通古博今、涉獵甚廣的學者，他提出了人類「集體潛意識」的存在。榮格的分析心理學，不僅為精神分析做出了偉大的貢獻，其影響所及已超出了心理學的範圍，而進入了科學、哲學與生物學等領域。他認為人類的心智分為顯（表）意識層面與潛（無）意識層面，潛意識中又有個人潛意識及集體潛意識。

個人潛意識更深的一層，不是源自個人經驗，也非從後天中獲得，而是先天存在的，這一層的意識稱為「集體潛意識」。「集體潛意識」的內容說明了所有人類在本質上都是相同的，這是由榮格考察世界各地原始人類的宗教、神話、傳說、童話與夢境等，並比較西方人與東方人的差異性而得到的結論。其中包含著數千年來自同樣的遠古祖先，以及人類共享的記憶經驗累積所形成的遺傳傾向與行為傾向。

「我＋我們＝完整的我。」

——榮格（Carl Jung）

集體無意識反映出人類自古以來在演化歷程中的經驗，這是全人類共有的記憶與精神遺產，是人類在大自然洗禮下繁衍生存的智慧傳承。在集體無意識的更深處，沒有個人或文化上的差異，也不是二元性的領域，而是每一個體都與他人聯繫在一起。雖然表面上所有人，我們的身體是一個人一個，但是，我們的意識是集體、共體的。

這個理論自從心理學家榮格印證出來後，已經獲得世界的認同。我們全人類，在本質上是共用一個精神體，我們的意識體是互相連結的。人類的集體無意識還容納著從祖先遺留下來的生活經驗與行為模式。人一生下來就具有適應環境的生理與心理機制，這種本能的、無意識的內容一直都保留著，而且持續在影響每個人的心智模式。

人類一切的生命活動皆由表意識（conscious）和無意識（subconscious）共同負責運作。但是，大約百分之九十五以上的身心活動，則是由無意識在主導。人體的生理機能不需要由顯意識來管理，譬如心臟自主跳動、肺臟自主呼吸、腸胃自主消化等等，人體內部維持穩態的功能，也由內分泌系統、神經系統和免疫系統來共同運作，這些精密複雜的程序並非人類顯意識所能理解，不論我們是醒著或睡著，這一些基本生理功能，都由無意識在控制持續進行著。

「潛意識永遠都在工作，不論你是否在它身上著力，它都從早忙到晚。潛意識建造你的身體，但是你無法有意識地覺察、聽到內在的這個無聲過程。」

——約瑟夫．墨菲（Joseph Murphy，哲學博士）

你曾經有這種經歷嗎？當最親的人突然發生事情的時候，即使你遠在天邊好像也有所感覺？當你預感有一些事情會發生時，不久之後就真的發生了？

一個長年旅居他鄉的人，突然產生一股莫名的力量想要回家，到家後才發現他的親人剛好過世，或者他的妻子生產了；這種情況尤其常出現在母子之間，母親能感知她的兒子或女兒會遇到事故或危險。這種情況也常常在雙胞胎之間上演，有時候雙胞胎中的一個能感覺到另一個的疼痛，即使另一個不在身邊。

在精神世界裡，訊息的傳遞超越了時空及知覺，這不僅發生在個人身上，而且還出現在群體之間；每當社會發生重大的事件，不論正面或負面的情緒總會在人與人之間傳播開來，這就是集體意識的作用之一。除了發生在古時候的人類之間，也發生在現代人類之間，我們每個人幾乎都曾突然地回想起過去的事，甚至某些細節可能還歷歷在目，有時還能與他人產生心靈感應，那麼這些訊息從何而來？它們又是怎樣跨越時間、空間、個體傳遞的？

神經科學家曾經做過一個實驗：兩個互相認識的人被安排作為實驗對象。他們首先被安排在一起靜坐二十分鐘，然後其中一個被帶往另一間很遠且裝置有遮罩電磁波的設備的房間，並關上門。他們的腦電圖透過儀器被記錄下來，科學家用閃光刺激這個被隔離開的人，以致他的腦波出現了一些突然的脈衝。結果發現那個在原先房間的人的腦波竟然同一時間亦出現相同的脈衝，這個結果顯示，這兩個人雖然被隔離，其中一個人大腦的活動會在那個空間影響另外那個人的大腦，顯示他們其實在一個比表層世界更深的意識層次依然有連結關係。

「意識創造了大腦，而且打從第一個能感知這個世界的生物出現以來，一直都是意識在支配大腦。隨著意識的演化，它會調整大腦來配合它的目的，因為大腦是心智唯一的有形代理人。」

——狄帕克．喬布拉（Deepak Chopra，美國醫師）

人類意識的層次可以分三大類，表意識（顯意識）、無意識（潛意識）、以及超意識。細分為五種，個人意識、家族意識、社會意識、人類意識、天地意識。

❶個人意識（自我）：個體從出生到成長歷程的意識。
❷家族意識（祖先）：歷代祖先累積的集體意識，包括父系與母系祖先意識。
❸社會意識（種族）：國家、社會、種族形成的集體意識。
❹人類意識（物種）：自有人類歷史以來累積形成的集體意識。
❺天地意識（無我）：大自然、宇宙超意識，一切造化的源頭。

1. 個人意識（自我）

個人意識包括表意識及潛意識。表意識是指一個人能夠感知、了解到內在自我和外在環境的狀況，並能做出適當反應以回應外在刺激或內在需求。它使人對事物有即時察覺，亦使我們有分析、判斷能力，讓我們認識外在的世界，也同時限制了我們的知覺範圍。我們在有意識之下作出種種決策，這個部分只是我們意識中的極小部分，表意識是我們在清醒狀態下最一般的意識形態。

打從人出生以來，他一生所有的事件、經歷體驗，都被儲存在個人潛意識這一層資料庫中，**我們的生命體好比出生時就安裝了一台全天候開啟的行車記錄器，它將人所有經驗的活動都儲存在潛意識的記憶體。**一個人每天在生活中不斷的接收各種訊息，這些資訊包含常識、知識、學識等等，不論是影像、聲音、感受，也不管是好壞與對錯，都會被忠實的記錄下來。我們好像沒有辦法清楚的回想起過往大大小小的經歷，往事如煙，有些事情似乎已經遺忘，這是因為表層意識的能力有限，令人一時之間回憶不起來，其實這些經歷都存在潛意識的資料庫裡，包括一切的行為、感受和被壓抑的經驗，然後它在不知不覺中又回過頭來影響著我們的一生。

「很多時候是潛意識先做了決定，意識才幫忙找理由。我們清清楚楚知道我們的意識，但潛意識卻常是我們無法察覺的。」

——曼羅迪諾（Leonard Mlodinow，美國物理學家）

每一個人在生活與外界人事物互動的過程，凡經看過（色）、感受過（受）、想過（想）、做過（行），必定留下紀錄於意識（識）中，成為一種內在的經驗。

比方一個人從來沒有抽過菸，有一天朋友請抽菸，在好奇心的驅使下，吸了一根菸，嘗試過後感覺很特別，這個體驗已經在個人的意識留下紀錄。這個感覺如果是美好的，人可能就會產生重複行為，因此就不斷地累積一樣的意識，當這種意識深入到內層，就成為我們思想的一部分，那麼以後看到香菸就想抽，或者沒看到香菸也會去買，最後染上抽菸的習慣，甚至變成了一種菸癮。

這種意識運作的模式其實是一種生命的現象，也就是佛陀所說的「五蘊」的作用。**人類所有的起心動念、動作行為，無論是正面光明的、負面黑暗的，都將一五一十沒有遺漏的儲存到這個生命資料庫。**一個人的主觀意識就像在蓋房子，從小到大在無數次的五蘊作用中慢慢建構而成。

2. 家族意識（祖先）

家庭一直是人類社會基本結構的單位，古代人類為了能夠生存下去，具有血緣關係的人，群聚起來共同生活，抵抗外來侵略，後來逐漸演變成了一種家族的生活方式。每一個家族在經過長期的生存奮鬥過程，所產生的共同觀念、習性、精神等會傳承或遺傳給後代，子女在家長耳濡目染的影響，而形成一種集體潛意識。

簡單的說，就是同一個家庭的成員會共用歷代祖先所傳承的意識資料庫。例如出生在醫生世家的人，自然會具有一種想法：「將來應該要醫生」。這個觀念就是來自於家族所賦予的精神傳承。一般父母教導子女的處世原則，通常會根據過去的生活經驗，他們的經驗有一部分又是來自於上一代的遺傳，這樣代代相傳的結果會保留一些特有的家族文化。

家族意識是一種無形的牽引力量，尤其原生家庭是最重要的階段，對一個人的影響最早也是最大的。原生家庭是人在生命旅途中的第一個學習成長環境，在這段期間，我們開始對世界產生了認知與感受，在家庭成員的耳濡目染下，塑造出自己的個性特質，影響到人格發展，在家庭養成的一些習慣，同時奠定我們日後人際互動的模式；家族意識產生的隱形程式，在人際關係上成為決定性的因素，特別是未來的婚姻關係。

「每一個家庭都有一股隱藏的家庭動力，家庭中的每一個成員都會受到這股動力的影響，而這個動力是在集體潛意識的深處，一般人不容易察覺。」

——伯特．寧格（Bert Hellinger，德國心理學家）

集體意識不僅存在於人類的生命體，也適用在大自然的生物圈，藍山雀與牛奶的故事就是一個很典型的例子。藍山雀是歐洲大陸廣布的鳥種，牠們以昆蟲或種子為主食，過去頂部封口的牛奶曾經普遍使用於英國，在一九二〇年有人發現英國英格蘭南漢普頓小鎮的藍山雀，會在早晨時啄開民眾家門口訂送的牛奶瓶口蓋，順利喝到浮在牛奶上層的乳脂。而且這種行為只有藍山雀才有，其他種山雀或鳥類並不會。更令人不解的是，藍山雀的活動範圍很小，很少飛過十五英里遠，飛行能力亦十分有限，可是連距離一百公里外的這種鳥也會這個技巧，後來竟然由一個小鎮擴及全英國。

接著這樣的現象，也跟著出現在荷蘭、瑞典和丹麥，這些不同地區的藍山雀都會開牛奶瓶了。第二次世界大戰期間，因牛奶短缺所以停止了送奶的服務，所以這種現象消失了。可是在戰後重新恢復送牛奶之後的短短數個月之內，這些區域的藍山雀又開始啄蓋喝牛奶，藍山雀壽命不長，因此戰後會喝牛奶的藍山雀已經是隔代的族群，可見得這種行為不是經由學習或模仿而來的。這也應證了意識活動的傳播，已經不僅會出現在距離上，甚至能出現在時間上隔代的遺傳。

生物學家謝爾德雷克（Rupert Sheldrake）指出：「當每一個個體開始改變思想和生活方式，我們的行為會產生迴響並擴及世界。」當一種新意識剛開始存在於少數個體，當這個意識狀態擴散達到一個臨界點，這個小型集體意識的活動會突然增強到能夠影響到社會或種族所有的人。意識的進化就是如此進行的，每一個個體的意識都與集體意識相連繫，也是集體意識的一部分。

當初始為數很少的個體獲得新的資訊，而且是意義重大層面的資訊，並大幅度地改變了他們的行為，整個集體意識也會接收到這種活動訊息，影響其他的個體也將朝著這個方向轉移。簡單來說，當這種意識數量達到了一個臨界點，這種新的認知就會擴展開來從個人意識傳播到家族意識，再到種族意識，這就是生物之間的一種集體意識的影響力。

3. 社會意識（種族）

社會是指人類、動物或生物由個體建構形成的群體，群聚於一定的空間，具有其獨特的文化和習慣。人類從一萬年前就已經開始過群體生活，也會遷居或是定居漸漸形成部落，後來為了創造出更好的生存環境，便與不同的部落進行互動交流，便形成了具有獨特風俗文化的生活圈。

這些擁有共通語言、習慣和文化的社會，在早期是一種地域性和群居的活動範圍，例如：聚落；後來在人類經過不斷的向外擴展領域，讓過去屬於小聚落型態的社會演變成城鎮、國家，乃至一個大地區，例如：華人社會或東方、西方社會。

在人類的社會中存有一些被推崇與遵循的想法或觀念，有部分是當代的價值觀，也有部分是過去被保留下來的傳統觀，這些被共同認定的金科玉律，就會漸漸成為社會的集體意識。透過多數人的認同，這些集體價值觀更被賦予一種力量，一種用來評斷好壞與對錯的標準，進而形成所謂的主流文化或普世價值。道德倫理、習俗信仰、政治法律、經濟型態，教育和社會制度等，都是社會意識的展現。它賦予個人身分、背景、學歷、職業、財產、權勢、地位等，社會對人的影響力無所不在。

人類是群居的動物，每個人都必須跟其他人互動，我們在跟社會的互動過程，很自然的受到整個環境的影響。相對於個體而言，社會是一個龐大的集體。個體有思維，集體也有思維，只不過個體思維很難抵擋集體思維力量的牽引。人從小就一直被社會化，我們接受的各種教育，無論是家庭、學校到社會教育的目的，都是要將我們訓練成能夠在社會立足。人類思維當中最具有影響威力的就是價值觀，社會觀已經變成了我們的人生觀！個人價值觀的建立絕大多數來自於整個大環境的集體意識，每個人在不知不覺中讓社會意識成為我們思維的驅動程式。

隨著時代變遷社會意識也不斷地在改變，最明顯的例子是社會潮流。當今社會集體意識的特色是什麼呢？

⊙科學思考：

自從西方工業革命之後，為了培養科學與商業人才，來達成經濟成長的目標，全世界絕大多數的國家皆採用科學化的教育系統，所以我們從小就被訓練具有科學邏輯的思考能力。科學思維講求根據及實證，讓我們只認識觀察得到、可以衡量的物質世界，忽略了探尋我們的精神世界，科學僵化了我們的觀念，狹隘了我們的視野，把無法理解的事物斥為無稽之談，把古人的智慧斥為迷信傳說。

現代科技打造出令人舒適便利的物質生活。科學在物質世界或許很有用，但是我們的精神生活實際上絕大部分跟科學是沒有任何關係的，例如：親子、婚姻、人際關係等等，有太多問題是科學幫不上忙的。事實上，當今的科學也只能解釋一小部分的宇宙現象，人類的知識學問，從整體宇宙來看是微不足道的，科學進步就是不斷探索未知，目前科學認為是正確的，未來也有可能被推翻，所以我們不能只依賴科學，也要能夠接受「超科學」。

當一個人想要清楚掌握、想要明確化，這樣的思想只會阻礙我們進入心靈之門。千萬別因為過度的理性思考，讓我們與大自然的微妙力量斷了線。

⊙功利主義：

經濟是人類社會的物質基礎。資本主義的社會以追求經濟成長為國家發展動力，企業追求利潤、個人追求財富，已經變成一種社會體制。一切以創造利益為前提，也強化了「自我」中心的思想，社會變成一個競技場，人生就是一場競賽。

強調競爭的生存法則，讓對立的氛圍瀰漫整個環境，在學校要比成績、在運動場要比名次、在職場要比績效、在商場要比佔有率、在社會要比權勢，人人都想成為贏家，多數人的身心時時處於備戰狀態，這就是社會形成壓力鍋的源頭，也讓整個社會變得冷漠又疏離。

英國經濟學家提姆．傑克森教授在其著作《誰說經濟一定要成長？》提到：「富足」和「所得」、「財富」，並不是同義詞。富足與經濟成長之間的等號，並不是理所當然的——更多，未必更好；富足一詞根本不是用金錢來界定的，而是一個逆境或蹇困的相反詞，經濟富足的概念，以及用經濟成長代表增進富足的省略說法，是一個現代產物。而今天這個現代產物正在遭受嚴厲抨擊。愈來愈多人理解到，當達到某種所得程度之後，繼續追求經濟成長，似乎不能增進人類幸福，甚至可能妨礙幸福。伴隨著過去的相對經濟成功，先進國家中也出現了日益嚴重的「社會衰退」。任何可信的富足願景，都必須面對資源的極限。不面對地球的生態極限，成長又能持續多久呢？實際上，我們正面對更嚴重的資源匱乏與氣候變遷威脅。我們還沒觸及森林快速消失、史無前例的生物多樣性減少、魚群大量死亡、缺水，或土壤及水源污染等問題。經濟學家必須能夠回答這個問題：一個不斷成長的經濟系統，如何塞進一個有限的生態系統中？經濟危機賜予我們一個投入改革的難得機會，讓我們掃除貽害數十年的短視近利，用實現永續富足的政策取而代之。

他接著表示：歸根究柢，富足不只是物質享受而已。它超越物質生活，存在於我們的生活品質及我們家人的健康與快樂之中；它呈現在我們的人際關係和我們對社群的信任上；它顯示在我們對工作的滿意度，以及共同建立生命的意義與目的上；它取決於我們充分參與社會生活的潛能。富足，存在於我們身為人類欣欣向榮的能力——在有益地球的生態極限內。

我們的國家政策制訂都以經濟成長為指導方針，企業理所當然要大量製造生產，個人理所當然忙於工作賺錢。我們的一生幾乎大部分以上的時間跟精力都跟賺錢有關係。整體社會價值觀將成功定義為「功成名就」，即擁有大量的財富和地位，似乎忽略了生命的意義、幸福的真諦。社會集體意識對個人的影響，是我們不易察覺的，因為我們的內在完全契合了社會的主流價值，所以並未發現自己已經被這雙無形之手所操控。

「人是生來就富足的；或者說，只要發揮自己的能力，將自己的思想吻合於大自然，人就會不可避免地富足起來。」

——愛默生（Ralph Waldo Emerso）

4. 人類意識（物種）

先來思考一個問題，為什麼我們天生怕黑？似乎從來沒有人告訴過我們，黑暗是恐怖的！但是，我們與生俱來就俱備這樣的本能反應。在遠古時代，人類在黑暗中的視覺受限，容易陷入危險，並不適合夜間活動，一直到人類發現了火和搭造房屋之後，才得以減低黑暗所帶來的生命威脅，但是我們對黑暗的恐懼仍透過遺傳存留在人類的共同資料庫，成為人類普遍擁有的集體潛意識。

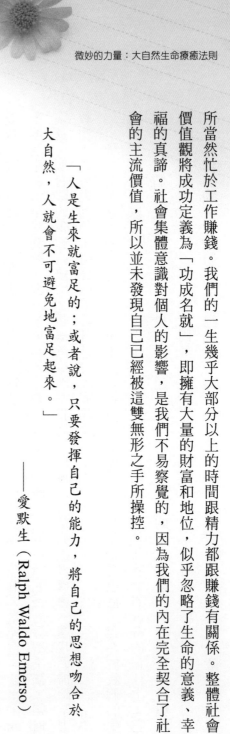

人類集體意識產生的最初，主要由人類的共同經驗，經過潛移默化而得來，具有遺傳的特性，不需要後天的學習獲得，是人類原始祖先埋藏記憶的倉庫。人類據以做出特定反應的先天遺傳傾向，是很深層的無意識，這種意識也可以說是「生物本能」。例如，一隻剛孵出的小雞，身上仍黏著蛋殼的碎片，但是看到老鷹時，即會奔馳著尋求掩護，但對於其他物種則無此反應，我們解釋為小雞繼承了逃避天敵的本能，這其實就是雞的集體意識。

人類意識表現出最明顯的地方就是人性及本能，它擁有兩大特色：

⊙欲望習性：

人的一生所想擁有的東西，不管是需要的或是想要的，總是多到數不清！欲望就像是填不滿的無底洞，心裡想要的多於實際需要的。在這樣的力量驅使下，我們一直在追求未曾擁有的那種感覺，欲望本身不一定具有破壞性，沒有欲望就不會有動機，沒有動機就不會有行動，人類社會也就不可能發展，問題在於滿足欲望的方法，有的是建設性的，有的是破壞性的，我們應當對此有所瞭解。

佛陀以三毒（貪、瞋、痴），來形容三種毒害身心的欲望，這是世間一切苦惱的源頭。「貪」即是貪欲，例如：貪心、貪財、貪名、貪食、貪色……，世間可以貪的東西無窮無盡。貪就會想要佔有，所以喜歡「得」而不喜歡「失」，人常常患得患失，「患得」是指貪得無厭越多越好，永不滿足；「患失」是日夜憂心重重，一但擁有就不希望失去它。在人類的意識裡，很自然的認為，我們所擁有的東西不應該失去！我們可以永久的擁有我們喜愛的，這是人類根深蒂固的慣性思惟，我們已經長期習慣於擁有的事物，就一直想要永恆的擁有它，不希望失去它，這已經成為人之常情，所以就習以為常了。

可是，這樣的想法剛好跟天地活動的本質顛倒，宇宙的實相是「無常」與「無我」，而我們卻俱備跟真理顛倒的思維，因為我們「痴」了，痴就是不明白真理，所以人常常因此陷入煩惱。希臘哲學家蘇格拉底曾說：「人類面臨的最大敵人是無知，而最大的無知不是不知道自己不知道，而是自以為什麼都知道。」

瞭解真理的方式並不是去多讀書，真理原本就存在生命與生活中，豐富的知識反而形成一道高牆，阻擋我們洞悉生命本質。如果能夠經常保持一顆虛心，不自滿，才有機會認識真實的本性。

「瞋」的本義是睜大眼睛，引申為睜大眼睛瞪人，瞋心指的是憤怒、厭惡、侵略他人等心理狀態。由於人類的集體意識是以「自我」為中心，這種違反宇宙本質無我精神的思維，會在內心產生莫名的恐懼，所以當得不到我們想要的事物，或不想要的事物來臨，又無法控制的時候，就產生不高興、生氣、煩惱與怨恨，因而做出一些錯誤行為。

人在日常生活中，貪、瞋、痴幾乎一直都在輪流發動，雖然這三種毒害是人類的集體意識，但是在我們小的時候影響力卻有限，所以身心整體都健康，但隨著成長的過程，我們一直不斷的在接收外界的資訊，這些外來的訊息如果是屬於貪、瞋、痴類型，自然就會滋養我們意識中的貪、瞋、痴；它們本來只是種子，可是經過我們日積月累的灌養，它就生根茁壯變成習性，所以成年之後，貪、瞋痴已經是一棵大樹，它就像產生的果實帶有毒素，來汙染我們原本清淨的身心，讓人產生空虛、憂慮、煩惱、痛苦、疾病等等，是一切苦的根源。

古人說：「知足常樂」，意思都是說，人要是有太多的欲望，就會變得不快樂，甚至會很痛苦；沒有過多欲望就沒有壓力，人類的欲望和煩惱與病痛是有密切關聯性的。一個人如果沒有經過生命修煉的轉化，其實很難擺脫人類的這些根本習性，多數人常常就在欲望與得失之間，轉眼度過了一生。

「習慣若不是最好的僕人，就是最壞的主人。」

——莎士比亞（William Shakespeare）

⊙良知良能：

良心或良知，是人的一種天賦的道德觀念；人一出生就有良知，來自人類遠古意識，所謂「人之初，性本善」，大體上與良知乃天賦的意思相近。人的仁義的本心是先天而有，不學而得的智慧，也是人和動物的根本區別。人類跟靈長類的動物生理構造差異性並不大，和老鼠的基因組幾乎有百分之九十九相同。由此可見，意識層次才是「人」「獸」之分水嶺。

良知是一種分辨是非的能力，當人們所作所為違背良知的事情，自然會感到自責。良知是一種出自深層內心的意識，人類透過這種力量產生自覺，修正任何偏離人道的行為，每個人都有良心知覺，知道做人處世的分寸。但是在後天環境的污染下，這顆良心往往被欲望和習性給遮掩了。良知與良能一體兩面，良能是先天本有的實踐道德的能力，是良知的具體表現，人性中的純真、善良、仁愛、慈悲都是屬於良能的範圍。人的良能是藉由實踐自然本性，為社會付出、關懷他人。人心一切煩惱皆起於對「我」的執著，一個人如果可以透過淨化意識狀態，放下小我融入無我，就可以讓良能自然展現。

「人之所不學而能者，其良能也；所不慮而知者，其良知也。孩提之童無不知愛其親者，及其長也，無不知敬其兄也。」

——孟子

人類的生命是由物質與精神所共同組成，物質是一個整體，稱為肉體或身體，精神也是一個整體，叫做意識體或精神體，我們說每一個人身上都有「神」。這個「神」指的就是精神體的「神」，我們每一個人的神，有這麼多的層次，這麼多的意識全部存在我們的精神體裡面。

人類的意識及潛意識在孩童時期不斷接收外界的資訊，在意識和潛意識都尚未完全發展成熟時，我們就被父母、同儕、師長、學校、媒體、社會、國家等，灌輸了許多觀念，這些觀念有正面也有負面的。正面和負面兩種資訊都具有高度的影響力，**正面的訊息可以喚醒我們的良知良能，負面的訊息則是喚醒我們的欲望習性**。

人生活在社會中，我們一般認為人都擁有自己獨立思考與自主的行為，實際上這只是一種假設。人類心智的運作，大部分都在意識之外進行，人的思想絕大多數情況下被潛意識所主宰，我們的言行舉止幾乎都是來自集體潛意識中的個體化活動。

所以一個人同時接受到這麼多層次意識活動的影響，這些深植在潛意識當中的生命程式，持續驅動著我們的生理與心理的活動，這就是人類的心不能完全自主的原因！

每一個人都知道營養比好吃更重要，可是我們就是受不了美食的誘惑。
每一個人都知道運動很重要，可是我們有很多理由說服自己沒有時間。
每一個人都知道壓力太大對健康不利，但是我們卻管不住自己的情緒。

5. 天地意識（無我）

亙古以來有一種天地之間微妙的存在，人類還沒有誕生在地球之前就已經存在於宇宙之間。二千多年前，古代聖者在不同時間及地點先後發現它的存在，古印度的悉達多太子發現它，稱之為「佛」；在中國的老子發現它，稱之為「道」；在中東地區的耶穌發現它，稱之為「上帝」；在阿拉伯地區的穆罕默德發現它，稱之為「阿拉」。

佛陀在《佛經》上說：「一切山河大地，有情無情眾生，皆由佛性所生。」；耶穌在《聖經》提到：「上帝創造世界。」；穆罕默德在《古蘭經》上說：「阿拉是宇宙萬物的創造者。」；老子的《道德經》說：「道生一，一生二，二生三，三生萬物。」

以上幾位聖哲用不同的語言文字，其實都是在形容，宇宙之間存在著一種無上微妙的存在。「大道無形，生育天地；大道無情，運行日月；大道無名，長養萬物。吾不知其名，強名曰道。」老子形容它沒有形相，但可以生育天地，它是宇宙之源，天地之始；它沒有情感，而能夠運行日月星辰；它沒有名稱，但養育萬物生生不息，老子說無法用言語形容它，勉強將這種存在叫做「道」。

天地之間存在的這一股微妙的力量，就稱作「超意識」。它是創造一切的本源，是讓日月星辰運行、大自然生生不息的動能。宇宙虛空深處，無形無相、不生不滅、無始無終的場域，這個大場擁有無限的智慧與能量。宇宙的萬事萬物都是由這個整體造化出來的個體，將來也會回到這個源頭。但是這超越人類所能理解的範圍，為了讓人們認識它的存在，古代先知會將超意識神格化，外顯為「造物主」或內化為「神靈」。心理學家曾經拿冰山比喻意識狀態，我們能認知到的意識不過是浮在海平面上的冰山一角，僅佔冰山的百分之一，其他淹沒在海平面下的大冰山塊是「潛意識」，而一望無際的海洋則是「超意識」。

古道家將宇宙虛空一片寂靜處，稱為「無極」，超意識場域就像是從一片深不可測的能量大海，每一個生命及非生命猶如海洋中的一滴水，而每一滴水集合起來就是這片海洋。所以，我們的意識體本身也都有超意識的存在，海洋中的一滴水的成份，跟海洋的成份完全一樣。換句話說，超意識具有多微妙的力量，每一個生命體就有多微妙。古人把天地意識尊稱為「神」，這個「神」就是精氣神的「神」，它本義就是神性或靈性，神性是一種「意識場」。所以，宇宙有大神（場），人體有小神（場），神並非只存在於我們之外，每一個人都是神的分身。

如果把宇宙超意識比喻為一部雲端超級大電腦系統，那麼每個生命就是一部微型電腦系統，所有的萬物時時刻刻透過無線網路，跟宇宙超意識聯繫著接收和傳遞資料。唯獨人類例外，每一個人剛誕生之時，都與這部超級主機連結著，它一直在滋潤我們的生命，所以我們都曾經過著無憂無慮的生活。但是，隨著身體越長越大，我們的思維開始遠離了大自然的活動，自我發展出一套生存模式，一種以貪瞋痴為系統的模式。於是，我們不再與大自然同步共振，不願意接受天地的教化，過著充滿煩惱與病痛的生活，這就叫做離開本來的生命狀態。

大自然這一股奧妙的造化力，是一種無為的存在，老子說：「生之畜之，生而不有，為而不恃，長而不宰，是謂玄德。」它雖然創造和孕育了萬物，但不去強行佔有，它無所不為卻不自恃其能，也不會任意干涉主宰任何生命，這真是最高尚深厚的德行！可是，人類的思想卻與它顛倒，一直想控制一切並主宰世界；當今是科學時代，是講求數據的時代，更是人定勝天及人工合成的時代。當父母擔心孩子輸在起跑點上，要將孩子打造成出類拔萃的精英，便是違反天地法則，遠離大自然的造化。

我們的宇宙超意識被鎖碼了，無法發揮生命天賦本能。我們不願意開啟屬於自己的智慧，不願意行走適合自己的道路，反而依著我們心中所認定的標準，羨慕別人或者迎合社會的價值觀。每一個生命體都有獨一無二的生命旅程，也都擁有適合自己的天賦，但是我們將自己的智慧與天賦鎖起來，然後去學習模仿別人的成功模式。

宇宙超意識又稱為純粹意識，純是純然，完全無任何一點雜質；粹是精粹，極細緻、精華中的精華。「純粹意識」是形容天地之間這一種純淨不雜，超越人類個人與集體意識的永恆存在；它超然絕對、沒有思想、沒有情感、超越善惡，不受時間與空間拘束的特性，每一個生命都具足超意識，因為科學無法研究，所以極少人認識宇宙生命的本源。

自古以來，無數聖者告訴我們，真實智慧與快樂，是來自人類的本性，我們一生所要追尋的東西，其實就在我們的內心。它本來無名，後來被賦予了各種名稱，如淨土、天堂、極樂世界等等。這些都是在描述純粹意識所構成的場域的狀態。這個場域是真正的智慧與愛之發源地，人類所有的問題唯有透過重新與天地意識連結共體合一，才能真正獲得解脫，包括身心的煩惱與病痛。古瑜加行者透過三摩地（三昧）的修煉來達到這個境界，三摩地的梵文Samadhi，意思是是止息雜念，使心神平靜。三摩sama（平等）；地dhi（心智），合在一起的意思是「平等心」；一個人如果能夠把自己的思維狀態，調整成像大自然一樣對萬事萬物保持平等心，無論是清醒或在睡夢中，他的心都時常保持平靜，這樣的生命狀態豈不是就像處於淨土一般！

上古時代人類的祖先，他們的心智模式一生當中就都處於這種狀態，隨著文明發展，人們大概只能維持出生後一直到開始接受集體教育前，短短幾年期間過著靈性般的自在生活。如今，我們想要回歸這種境界，則需要透過神性的修持練習，首先，我們必須向大自然學習，把思維模式恢復成符合大自然法則，才有機會再與天地意識產生共鳴。

「真正的療癒，不是發生在身體層次，而是在意識的結構上。有愛就擁有一切；愛毋需向外追尋，因為你就是愛，我們從未失去自我，根本毋需尋找，對一切感激，你就能永遠富足不虞匱乏」

——安德烈．莫瑞茲（Andreas Moritz，自然醫學醫師）

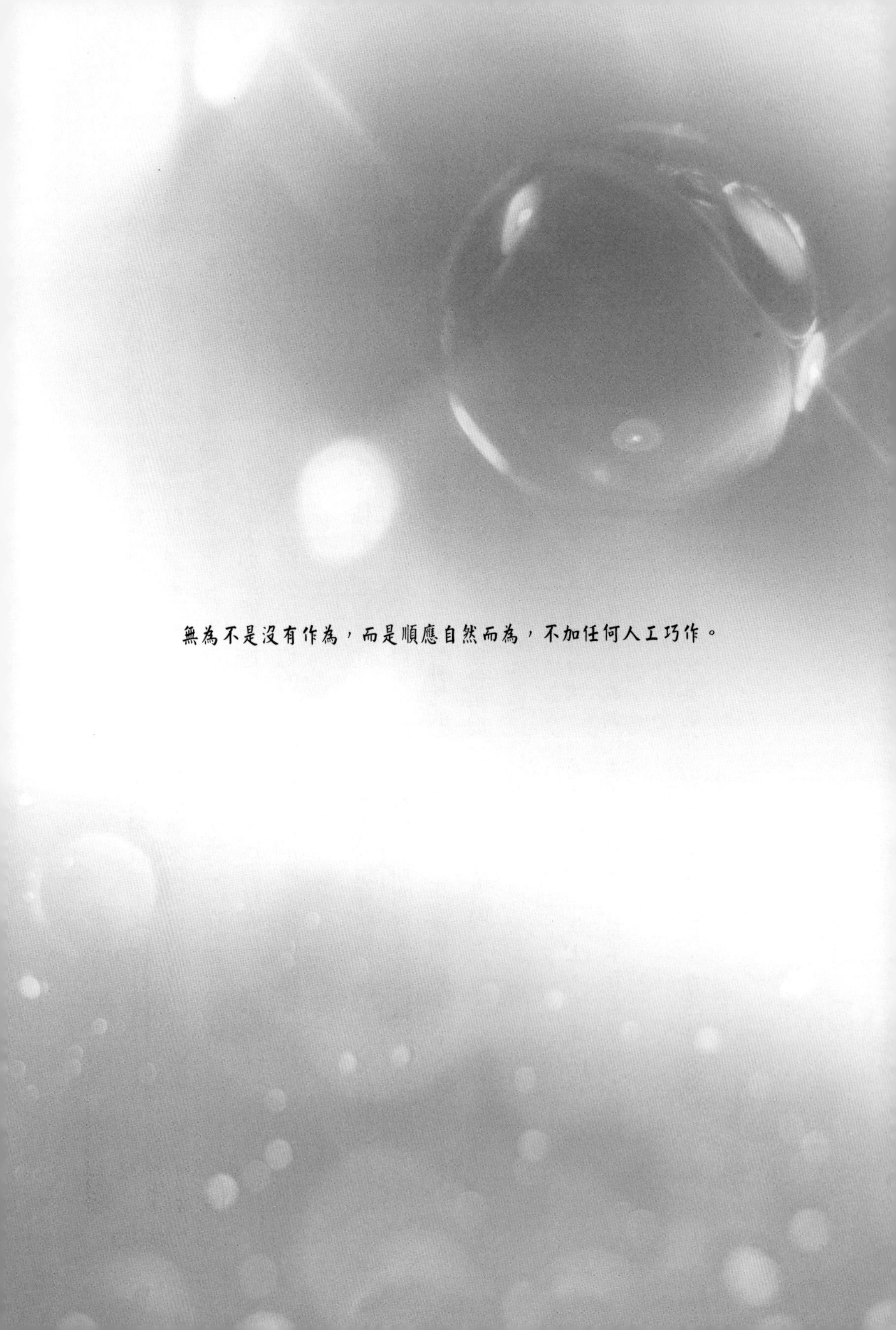

無為不是沒有作為，而是順應自然而為，不加任何人工巧作。

十四．天地智慧

人體是小宇宙，也儲存著宇宙的全部訊息，可以說是俱足一切智慧，唯有放下那顆不肯解脫無明的心，才能進入天人合一的境界。

天地就像一張大網，由眾多星系與萬物構成的龐大宇宙網串聯起來，無窮無盡的蔓延，每個生命猶如這張網的每一道結點，緊密交織在一起。宇宙萬物生長繁衍，來自於天地化育、各得其所、生生不息，生命是如此、生活也是如此；我們是天地的一份子，自然之道也存在我們之中。在大自然之中，一切都在循序協調著，萬物看似不變，卻又變化萬千，一切都在造化之中。

1. 大自然啓示

大自然活動雖然奧妙，在變化多端之中，還是有其不變的道理存在。人類應該對大自然有更深層的認識，謙卑的向萬物學習，檢視我們的行為是否順乎自然，合乎天性。

【大自然的基本精神】

❶無為：孕育萬物，無居其功。真、自由、無我的精神。
❷無量：包容萬物，無可限量。善、平等、無私的精神。
❸無漏：造化萬物，無微不至。美、博愛、無欲的精神。

地球上所有的生命體，當被創生出來之時，大自然就賦予了每個生命生存的本能，並給予適合的生存空間，以及維持生命活動所需要的一切條件。如果我們仔細觀察一下動物和植物，我們會發現更多造物之工的奇妙，各種生物為了延續自身和種族生命所展現的智能，實令人歎為觀止。

就像有「沙漠之舟」之稱的駱駝，因為沙漠中的食物來源稀少，背部隆起像山峰狀，裡面儲藏大量脂肪，能夠維持較長時間不吃東西；牠們的睫毛很長又有兩種眼瞼，這樣細沙就不會吹進眼睛裡。駱駝的四肢很長，腳趾長著富有彈性的肉墊，可以大步邁進，避免於陷入沙中。而且，鼻孔斜開還可以自由閉合，所以能夠防止灰塵進入，鼻子裡的嗅覺細胞也特別集中，不但能順利找到食物，還能在一片荒漠中，敏銳的嗅出毫無味道的水源，如此才能在環境如此惡劣的沙漠中生活。

種子是植物繁殖後代的精巧設計，蒲公英的種子像絨毛狀的降落傘，隨風飄揚廣為散佈；咸豐草的種子長有巧妙的倒刺，能夠鉤掛在動物的皮毛隨之遠行；桑椹被鳥類啄食後排出種子散佈各地，以避免落地直接生長，造成擁擠而生長不易，這一些都是植物生存的智慧。

天地創造萬物，讓生物跟生物之間各得其所，讓所有生命都俱備了謀生的本能。在水中的魚類一出生就會游泳、鳥類有飛翔能力、蝙蝠有夜行能力、蜘蛛有結網的能力，這些都是與生俱來、不經學習而產生的天賦。

大自然給予每種生命平等的成長和生存機會，動物的獵殺或逃避獵殺行為，都是基於發揮上天給與的本分。包括野生動物都有自我療癒的能力，例如，野雉摔腿骨折時，牠們就會飛到河邊，尋啄一些柔軟的泥巴，小心翼翼地塗在受傷的地方，再用纖細的草根把傷處纏繞起來，然後又在外面包裹一層泥巴，把腿傷固定起來，就像人類骨折上石膏一樣。

當貓、狗胃部不舒服的時候，牠們會自動地食用一些頗富刺激性的植物，其作用在使胃痙攣引起嘔吐，目的在於把體內的有毒物質排出體外。事實上，野生動物出於本能，利用草本植物為自己治病的歷史遠比人類還早。

另一方面，動物也有感知環境中即將發生變動，遠離危險傷害的本能。以二〇〇四年底的南亞大海嘯為例，動物在海嘯撲來前半小時已感不妥，當時有泰國村民指出，一群水牛本來在海邊附近吃草，但是突然全部抬起頭來望向海，雙耳直豎，隨即轉身狂奔往回跑，這些村民看到這群水牛的行為心覺不妙，趕緊馬上跟隨逃命，而及時躲過一場大難。

人體是小宇宙，天地之縮影，其精巧且絕倫也！人的身體結構非常複雜且奇妙，大腦能思考、判斷、記憶，小腦負責肢體活動與平衡。眼能視、耳能聽、鼻能嗅、口能語。心臟推動血液循環營養全身；肺臟管理呼吸負責體內氣體交換；胃腸消化吸收營養及排放廢物；肝臟藏血解毒促進新陳代謝；腎專司內分泌生殖功能。全身器官組織自動調節，合作無間各司其職，不需要我們人為去控制。

這種我們出生就擁有的人體智慧從哪裡來？人類是大自然的一份子，只是常常忘記自己也有天性本能的動物。例如：赤子之心是天性，父母愛子女之心也是天性，**真正的愛不帶有任何目的，天性貴乎自然無為**。天地意識是原始的概念，「順乎自然、合乎天性」是一種智慧。

「天地任自然，無為無造，萬物自相治理。」

——王弼（三國時代，經學家）

「有為」與「無為」是相對的意思，無為不是沒有作為，而是順應自然而為，不加任何人工巧作。譬如，身為父母應該要提供給孩子適合的環境，然後一路陪著他們學習成長，不要有太多的干預，讓孩子的天賦能自然發展。並不需要望子成龍，望女成鳳，用盡心思幫孩子打造父母主導的未來，這種行為表面上看似一種愛。實際上，小孩感受到的卻不一定是真正的愛，而是大人的企圖心。

農夫耕種順著季節、植物的特性，在春天播種，在夏天除草助它的成長，在秋天自然會收成，便可以吃到天然健康的成果了，這種順應環境與植物天性的作為叫「無為」。而「有為」剛好相反，捨棄自然本性，用盡辦法，要在夏天種出冬天的作物來，用化學肥料催促它快速的成長，用農藥驅蟲或將基因改造使它產量大增，這些看起來雖然得到短暫的好處，但以長遠來看，實際上是受到傷害的，這種違逆了自然法則的作為叫「人為造作」。

全世界的國家、企業到個人，整體的社會價值觀都在追求經濟成長、財貨成長，這些成長帶來的好處是有限的，可是禍害卻是無窮的。目前人類面臨最大的難題是地球資源日益匱乏、環境污染、生態危機、氣候異常等全球性問題。這些問題的影響，已經非局限於一個國家、一個地區，而已經超越國境，直接反映在全人類身上，而且仍持續惡化中。

印度聖雄甘地說：「大地能滿足所有人的需求，卻不能滿足所有人的欲望。」沒錯，人類的文明發展變成地球的浩劫，冷靜思考追究其原因，其實就是來自人類的欲望。需求是欲望的化身，主流價值創造出需求，其背後的意義代表著「缺乏」，為了填滿需求的無底洞，大家就群起直追，而且社會還要為這種「欲望」宣誓訂定達成目標。當我們有了長期的需求、合理化的欲望，集體思維有了共識，例如金錢、利潤越多越好、房子、土地越大越好等。

當下我們就開始以「人謀」取代「天算」，也就是連結社會集體意識的資料庫，我們會用這種「有為」的方法來完成、來填補內在的欲求。我們的大腦等於跟天地斷了連線，也因此遠離大自然的懷抱。

當人類以萬物的主宰自居，集體慣性思維已有所偏差，我們一昧地追逐經濟與便利，各種違反自然法則的作為，正在過度耗費與奪取大地資源。人的需求與欲望越多，地球能源就消耗越大，進而破壞大自然平衡機制，災難一旦來臨我們也須一起承擔。生命是共同體也是一種共業結構，以業力的觀點來說，人類是一個共同單位，不再細分你我他。當負面的業力發生作用時，不問公平、無論對錯，而是隨機或全體共同承受一切後果。人類種種問題的根源都是「心」所造成，唯有讓更多人的神性能夠覺醒起來，才能真正的改變世界。

「如果昆蟲從地球上消失，五十年內地球上所有生命都會滅絕。如果人類從地球消失，五十年內所有生命都會欣欣向榮。」

——約拿．沙克（Jonas Salk，生物學家，小兒麻痺疫苗發明人）

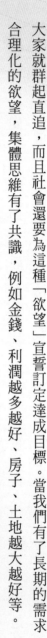

2. 認識靈性

生命是一種活動，人類生命的活動包含身體的活動跟意識體的活動，而心的活動就是意識體的活動。從意識的層次可以瞭解到，人體意識活動其實是受到多種意識的影響，所以我們常常感覺不只是身不由己，連心也是不由己呀！不過，人的思維也是天地意識的延伸，每個人的意識體當中都俱備一種與大自然互相連結的天地意識，也就是「靈性」。

萬物皆有靈，這個地球上不是只有居住人類，還有植物、動物的存在，它都涵蓋在大自然的活動當中。人類要向天地萬物學習的地方很多，不管是非洲草原上的大象、獅子，還是家裡的貓、狗，牠們都擁有以下的共同特點：活在當下，睡眠充足，肚子餓的時候才進食，永遠不會為過去煩惱，也不會為未來擔憂。

在遠古的時代，沒有幼稚園、國小、國中、高中、大學，沒有學校的老師，來教育人類該如何生活。但是，古人瞭解到天地孕育萬物，因此以大自然為師，直接向大自然學習，為什麼古老的人類祖先、動物、植物可以活在當下，沒有像我們有那麼多千奇百怪的問題，因為他們沒有跟天地斷線，靈性一直是保持開啟的狀態。

宇宙天地之間充滿了無限的智慧，具有人類無法理解的造化力，它是一座大寶藏。人類的精神體與生俱來，也具有心靈，一種天地意識，大自然的思維，所以，人類也具有一種自我無法理解的能力。只是我們沒有去、也不想去、沒有機會發現它。為什麼呢？因為現代人的心太「忙」或太「茫」了，我們的大腦負重超載，以致我們的「神」已經處於過勞的狀態，因此無法讓「靈性之寶」得以開啟。

宇宙超意識原本就在我們的內心深處，人類的本質也俱備無量、無漏、無為的大自然特質。很可惜的是，我們被負面的個人和集體意識給鎖碼，如果沒有經過已經開啟心靈的人來引導，然後透過身心的修煉，極少人可以自行啟用這種與生俱來的寶藏，很少人能夠體會大自然微妙的力量。因為我們一生中都在使用表層意識，也深受集體潛意識的牽引，所以沒有辦法進入靈性的層次，我們的生命狀態遠離了大自然太久了，已經習慣於人為造作的世界。

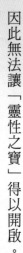

「我們只要恢復與遠祖智慧的連結就能有所學習，基於萬物神聖的觀點，我們祖先其實過的是心靈生態的生活，他們教導我們覺悟生命的明確方法。」

——湯姆．哈特曼（Thom Hartmann）

一般人多數都只了解到肉體的存在，一切生活上依靠就是這個物質的世界。事實上，除了身體的世界之外，我們還有一個精神體的世界，雖然我們在生活當中很少去認知到它的存在，甚至有人還會認為無科學根據否定它。可是，它也不會因為你的否定就變成不存在。

就像「夢」就是意識體的一種活動，也是精神體的活動！睡覺的時候，人可以夢到過去、可以夢未來；也可以夢到出國、夢到美國、夢到日本。「夢」可以超越時間，也可以超越空間，「做夢」這個現象，就是我們精神體的一種表現；「夢」就是一種精神體的世界。夢有時會有強烈的情緒，我們的肉體在不知不覺間受到它控制身體也會跟著哭、跟著笑、還會驚嚇恐懼身體發抖。

夢可以說是最好的觀察內層意識活動的管道。在榮格的心理學當中，強調夢具有一種補償作用與重要意義，可以幫助我們了解人類最深處的特質。佛洛伊德也認為，夢是通往潛意識的通道，人在現實中不敢表達的欲望，透過夢境來獲得滿足。夢是一種意識活動的產物，由於人的心理機制把本我欲望壓抑下去，在潛意識活動中的主要內容被壓抑的欲望並非是直接表達於夢中，而是透過扭曲變造為象徵的形式出現。

在日常生活中，我們所看到的、所接觸到的、或是經歷的事情，表面上事過境遷，其實在深層意識已經把它記錄下來，因此在睡夢中，潛意識會將這些活動再度顯現出來。有時候我們即使睡了整整八小時，但絕大多數的時間卻是在作夢，以致睡醒後依然疲累不堪。

「其實，夢也是一種壓力的釋放。」當身心累積很多負面能量的時候，必須要有一個宣洩的管道，而「作夢」就是其中之一。榮格強調：「人類若要成就其圓滿成熟，只能透過對潛意識的認識與接納，而這種認識，須藉由夢及其象徵來取得。」**夢可以說是心的投影，當一個人的內層意識是正面訊息較豐富，會顯像出光明夢境，反之，內層意識是負面訊息較多，夢境就會顯像為黑暗面。**

其實身體真正的主人，是這個意識體，想想看，我們要哭、要笑，如果當下沒有情緒影響，都不是自己可以隨心所欲的。所以，生為人類怎麼可以忽視這一種不可理解、不可思議的意識活動呢？還有一點最重要的，我們很難只經營物質世界，就能夠得到富足的人生。有時候我們不妨問問自己：「我活得悠閒自在嗎？」，應該很少人的答案是肯定的！

所以，縱使我們把物質世界經營的很好，如果我們的精神世界卻是匱乏的話呢，它的結果就是有一堆沒有辦法解決的煩惱；沒有辦法消除的痛苦；甚至沒有辦法避免的災難。

記得一開始我們曾對健康下過定義：

【健康的定義】

健康的「健」指的是強壯的身體，而「康」則是安詳的心靈；一個人兩者兼俱，才能算是真正的健康，而「療癒」即是回復原來的純淨或完整的狀態。健康的層次廣泛地連結到個人與思想、價值觀、家族、社會與大自然的關係，進一步達到肉體、精神的和諧狀態，健康其實是一種正確的生活方式。

所以，如果一個人決心想要讓自己快樂、沒有煩惱的話，是不可能只靠飲食與運動就能得到。我們還要認知到「意識體」的存在，一個人只要認識到天地意識的存在，就有機會讓心靈回家，回到靈性原本的家，然後從「神性」下手，才能夠讓天地思維的微妙力量來提昇生命狀態，改善生活品質。

「宇宙擁有多少星球，而每一星球均按一定軌道運行無間，這種安排運行力量的即是神。」

——愛因斯坦

2. 元神與識神

「神」為生命三寶之一，是心理學所稱的意識體（精神體）的總稱。意識體就像是一座生命的資料庫。每一個胎兒剛出生的時候，他的神就像是一部新電腦的資料庫，記憶體還是空白的，這個時候的意識狀態，這個神的狀態叫做「元神」，一種原本、最初始的思維狀態，又稱為先天思維。隨著胎兒出生以後，成長過程接收很多的常識、知識及生活經驗累積的資訊儲存到記憶體，潛移默化逐步累積而成的意識體狀態，這樣的狀態稱為「識神」，具有識別性的思維狀態，又稱為後天思維。

一個人剛出生之時神的狀態接近元神，在生活成長的過程，家庭環境所接受的家庭教育，進入學校接受學校教育，出社會接受各種專業教育，以及人與人相處的社會教育。一個人的神就吸收、接受了很多的資訊，這些資訊包含知識、常識、學識的累積，就形成我們思想的一部分，有些會變成價值觀。這些觀念讓人對世界產生分別心，這時候的我們的「神性」，就從元神變成了識神，而元神的資料庫接通「超意識」，識神的資料庫則與「潛意識」相連結。

通常一個小孩對死亡沒有恐懼，這是因為他的意識體還沒有接收死亡的資訊，對死亡沒有任何概念，所以死亡對一個幼童而言，不會產生任何的情緒反應。可是當他開始接受許多關於死亡的資訊之後，在內心就形成負面的觀念了，所以就產生分別心，這種心識在深層意識就會慢慢產生恐懼。

每一個人內心深處的不安、空虛、恐懼會轉成欲望，接著欲望化身出各種需求，然後就開始向外追求許多東西來滿足這些需求，造成我們的生活變得非常忙碌。當一個人的神性從元神轉變為識神，就會營造出一個小我的世界，因此離開了大自然活動，把自己侷限在這個小小的世界。

我們思維產生了分別心，原本在孩童階段對金錢並不貪，隨著持續吸收對金錢的認知概念，形成了一定的價值觀，人的欲望就生出來了，我們希望錢越多越好，然後就會花一輩子的時間追逐名利，這就是識神的作用。

我們起心動念，一生當中幾乎都是讓識神在主導驅動著，習慣以「自我」為中心思考，所以對生活上種種的變化，都是依照著主觀想法，以二元對立的角度看待事物，凡事要分別好壞、是非、對錯，這正是一切苦惱的根源。當我們離開生命本來的狀態，我們便失去了原本俱足跟大自然一樣無量、無漏、無為的精神。

元神，無識無知，能主造化；識神，最顯最靈，應變無停。

榮格認為西方資本主義的特色是個人主義過度發達，這種社會集體意識形態將導致我們的精神與「原始狀態」分離。集體無意識是人類的祖先，幾百萬年來累積下來的身心活動及生活智能模式，而個人意識則屬於個人後天的經驗體驗內容。在自我完整形成之前，支配人生命活動的主要是天地意識和人類集體意識，人主要使用著本能以及靈性生活。但隨著人生閱歷增加、接受各種知識和現代化教育，人的生命活動逐漸轉為有意識，意識與生命本源分離。

人類社會文明的結果，科學性的概念與邏輯轉化為思維之後，就是越來越遠離大自然；人們日漸淡忘了童年時代，那種天真無邪、無憂無慮的真情流露，環境中許多規範的制約產生束縛，受到角色扮演、責任義務、社會價值觀等種種禁錮，臣服在自我的堅牢之中，再也難以敞開心靈的大門，人類失去自性的痛苦與煩惱應運而生。榮格認為中國道家「自然無為」

的思想，能夠避免這種文明社會偏差發展所帶來的危機。

就古道家而言，識神太發達，就是人類由先天狀態向後天狀態演變的歷程。一個嬰兒剛出生的時候，他的意識體活動最純然，這種狀態最接近「元神」，天地意識的作用會自然流露出來。老子說：「含德之厚，比於赤子。毒蟲不螫、猛獸不據、攫鳥不搏，骨弱筋柔而握固……」用來形容生命最初始狀態微妙力量的展現；嬰兒的生命狀態與大自然之間時時保持聯繫關係，而獲得天地的守護與滋養。

在身體方面，嬰兒只喝奶水，卻可以一瞑大一寸；胎兒在母體的時候，由於尚未啟動呼吸系統，這時胎兒的呼吸方式稱為「胎息」。這種呼吸不經過呼吸器官的作用，直接由全身皮膚細胞與天地能量連接，在一呼一吸之間，與宇宙能量諧波共振，像一個嶄新的電池，不斷地取用源源不絕的能源。

我們的大腦二十四小時都不斷在活動，過程中會產生電流脈衝，這是腦細胞在進行資訊活動交流時，各種神經傳導物質傳遞時所產生的能量，如果以科學儀器去觀察，就像是波浪一樣，也就是所謂的「腦波」。研究大腦的科學家發現五歲以下幼童的腦波採取 α 波運作方式，而成人則是呈現 β 波狀態；α 波是一種安定波、β 波是一種快速波，它的能量趨向外放，用來應付來自外界的資訊，或供給身體活動所耗費的精力，這是因為成年人的生活充滿了緊張與壓力的因素。

大腦的波動狀態是意識體活動的產物，腦波形態與各種荷爾蒙分泌相關，慢波有助於身體分泌有益健康的各種激素。如果我們經常處於放鬆、平靜和安心的狀態，腦波會轉變成較慢的 α 波。α 腦波在幼小的兒童身上常常出現，而且年齡愈小，α 波愈穩定；剛出生的嬰兒，腦波幾乎都是慢波。腦波頻率越慢越細，顯示人體與宇宙微妙能量交流的狀態，嬰兒階段「識神」尚未完全取代「元神」的位置，所呈現出來的就是一種純真的赤子之心。

人類的頭髮、手指頭、腳指頭都可看得到「螺旋」，漩渦是天地能量的活動形式，古瑜珈也提到人體的指尖是個能量點；另一方面，胎兒的唾液分泌旺盛，古醫家說：「氣是添年藥，津為續命芝。」這裡的「津」代表唾液，說明在科學尚未發達的古代，老祖先已發現了津液（唾液）對人體的重要性，也說明嬰兒原始的身心活動最貼近大自然活動。

「瑜珈不只是做些瑜珈體位法，它是一種心智狀態，是一種你與存在、與真理、與宇宙心智或大心智結合的狀態。每個嬰兒都是瑜珈行者，嬰兒做著各式的瑜珈動作，而且俱備了一切的特質。」

——古儒吉大師（Guruji）

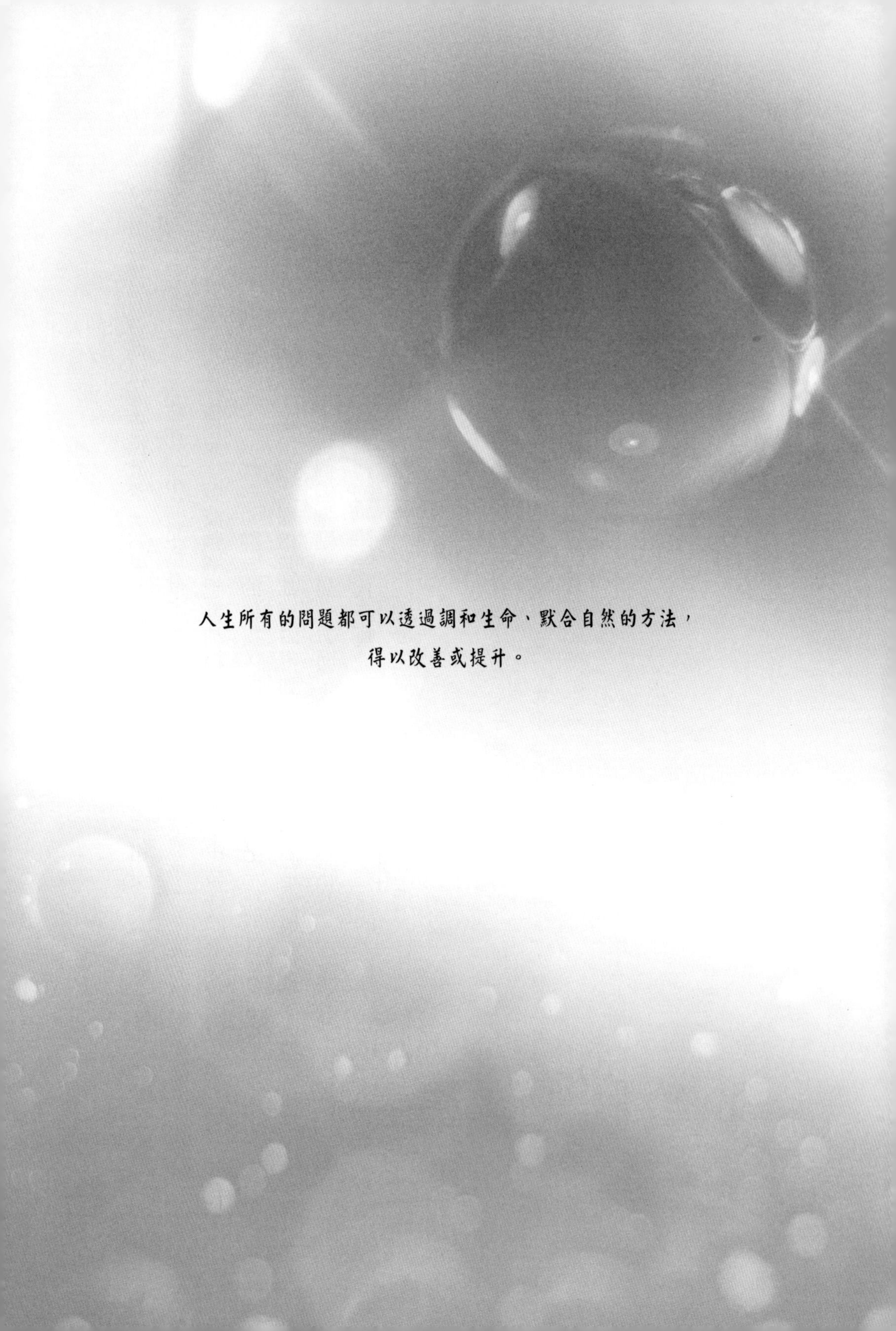

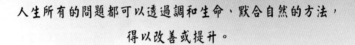

人生所有的問題都可以透過調和生命、默合自然的方法，
得以改善或提升。

十五．開啓神性系統

神能行造化，每個人都是造化的一部分，人人都有神，人可以造化神。

古道家指出：「神形相依，形為神舍」，形是肉體，神就是「神性」，肉體與神性相互依存，肉體是神的房舍，一座神聖的宮殿。生命體原本的指揮官是「元神」，元神就是靈性，天地意識、宇宙超意識。天地之間有一種無上微妙的存在，老子說不知道怎麼稱呼它，只好把它叫做「道」，接著又說，「道可道，非常道」，這一切造化的源頭無法用言語表達。

宇宙中有上千億的星系，平均每一星系又約有上千億的恆星及各類天體，像是銀河系、太陽系、我們居住的地球、一切萬物，每個人的生命活動，都屬於大自然的一部分，這是生命的本來狀態。

宇宙的一切活動都是按照意識（訊息）來進行，意識是一種在本質上不受限於物質及時空的東西。人剛初生之時，本來就是純然無瑕、無私、無我的狀態。原本天真無邪的心性，正準備要使用天賦本能來生活。但是，外在環境卻開始灌輸各種污染純粹意識的資訊，因而遮蔽了天賦本性，形成小我的慣性思維，被社會集體意識帶著走，一生都在追逐跟大家一樣的東西。就像一個人忘了自己擁有一顆無價的鑽石，然後每天努力到外面尋寶一樣的道理。

「將帥無能，累死三軍。」神是生命體的總指揮，元神是天地的智慧、識神則是人工的智能；隨著識神的當家，為了應付潛意識產生的各種欲求妄念，我們的大腦無時無刻都在勞動，因而大量消耗生命能量——「元精和元氣」，導致身體跟著失去平衡，身跟心一起出問題，慢慢投射在生活上，就出現障礙。

事實上，識神與元神，這兩種意識狀態是一體兩性；如果將元神比如為太陽，烏雲就是識神，元神並沒有消失不見，只是我們的生命系統被烏雲遮住了，自然沒有辦法見到太陽。中國古道家的文化強調「性命雙修」或「神形兼修」，指的是身心整體性的修煉，不能有所偏頗。**修行的下手處在「靈性」，透過端正思維，以及淨化意識體，開啟神性系統，如同撥雲見日，元神就能重新展現光明。**

修行只是個名詞，是轉換生命系統的代名詞。一個人終身的行為模式根源其實都是來自潛意識，透過修行或修道，讓天地意識淨化個人意識與集體意識，使心靈思維替代慣性思維，將欲望轉化為智慧生命系統；重新與宇宙這部超級大電腦的主機連結產生共振或共鳴，這個過程就是古道家講的反璞歸真，恢復本來真面目。

這樣做的好處是能獲得真正的「幸福、健康、快樂」。一個人身體不應該有的疾病可以自然療癒，內心能夠時常保持平靜安寧，不被欲望得失所驅使，這就是大自然生命療癒法則的核心本質。

「創造宇宙的力量將進入你力量的根源，而這股力量不是來自你的肢體之外，而是來自存在於我們內在的一個神聖境域。」

——魯米（Rumi，波斯詩人）

1. 精神體器官

生命結構是一個肉體和精神體的組合，肉體與精神體之間有密切對應的關係，古瑜珈將身體分成三個層面，最外層稱為粗顯體，是我們可見的肉身；中間層即是細微身，最裏層則是靈體。「細微身」無法以人類的知覺去感知，例如：經絡、元氣，以及明點等。「明點」是一種精神體的器官，每一個人的生命從出生以來，就擁有這種精神體器官，它時時刻刻都跟大自然保持著連繫。

就像身體有身體的器官，如肝、心、脾、肺、腎等，身體的器官維持了人體各種生理運作的基礎。可是人類不是只有身體而已，我們還有一個精神體。每一個人的心智、感官、情緒等，這些都是精神體的作用。

精神體器官的第一個特色是「超越時間、超越空間。」譬如，你現在正在看書，可是你可以想到，明天要約個朋友去哪一家餐廳吃飯，或者昨天有一張帳單快過期，忘記去便利商店繳費。雖然手裡還拿著書，可是你的精神體已經經歷了「明天＝未來」和「昨天＝過去」；你的身體沒有移動，可是精神體可以到過「餐廳」和「便利商店」！這就是所謂精神體超越時空限制的特性。

精神體器官的第二個特色是「大如虛空、小若針頭。」這句話是在表達精神體沒有形體、沒有相貌，也超越空間的限制。譬如，人可以量測身高、體重、腰圍大小或描述外貌膚色、髮質等，這是肉體器官的特色。但是，精神體的器官「明點」，雖然存在人體內，但是無形無相。身體需要陽光、空氣、水及食物才能正常運作，那麼精神體的營養來源是什麼呢？是來自大自然所具有的、取之不盡、用之不竭，也是供養天地孕育萬物的微妙能量。

古人所謂天地大宇宙，人體小宇宙，大自然即是一個大宇宙，人類亦即是宇宙的一部分，人與生俱來原本就與大自然共體，連結天地宇宙無上神奇奧妙的力量，以及相互交流生命訊息，此即「天人合一」的狀態。

所有的生命不僅是由科學已知的能量或物質元素所組成，還被一種看不見的無形「場」所運作，這種場具有形成起源的作用，因為它們的功能是作為形式和生命的藍圖，這個「場」沒有如字面上帶來的一種能量內涵，因為它是能量之母體，其影響已超越時空的限制，但是這些限制也適用在這種場的作用上。

換句話說，它的力量無遠弗屆，影響已經超越物質和非物質，生命與非生命，天地間的萬事萬物全都是在一個無量大場；宇宙是一個整體，由交織互動形成的大網，萬物都是一個整體中不可分離的一份子。這個大場我們稱它為「天地靈場」或「大自然場」，它是一切造化的本源，「場」裡面可形成各種能量，且具有波與脈動的特性，它是生命本質核心動力的源頭。

「看起來像是物質的其實並不真的是物質，它全都是唯一能量，而那唯一的場（One field）就是每一個人的本質，就是一切事物之本質。」

——古儒吉大師（Guruji）

「大自然場」以波動共振環繞於人體，宇宙的微妙能量以「螺旋」的形式從上到下，也從下而上，透過精神體的器官——明點。它是生命能量出入的樞紐，也是人體小宇宙與天地大宇宙訊息交流的門戶。但是，明點無法以科學方式去理解，就像經絡存在於人體一樣。

初生兒的身心磁場純淨，明點是自然開啟的，所以小嬰兒對於周遭人事環境磁場的變化，敏銳度更甚於大人好幾十倍，接收到陰性能量時容易受到驚嚇，一受到驚嚇便藉由哭來排除負面能量。我們隨著年紀的漸長，身心受到污染，明點開始受阻塞，逐漸減少宇宙能量的造化。

遠古時期的人類祖先，生活方式符合自然規律，思想純樸，妄念很少。地球整體的大環境沒有污染，青山綠水、氧氣充足，人們吃的食物簡單乾淨；由於人的心靈與大自然相應，當時人類的「明點」是自然敞開的，就如同經絡脈一樣的暢通。

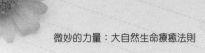

「常無，欲以觀其妙。常有，欲以觀其徼。此兩者同出而異名，同謂之玄。玄之又玄，眾妙之門。」

——老子

2. 生命之根

人從誕生以來，有三種生命狀態不能夠停止活動，只要一停止生命也就結束了：第一、呼吸；第二、心搏；第三、腦波。我們出生以來，呼吸就沒有斷過，心跳沒有停過，腦波也沒有停過。這三樣東西，少了任何一樣，就叫做「死亡」。只要腦波停止，意識就等於消失了；心臟不再跳動，血液就無法循環，馬上就結束生命；不再呼吸，一口氣上不來就死掉了。

心靈學家洪寬可老師指出：「人生所有的問題都可以透過調和生命、默合自然的方法，得以改善或提昇。」其中的關鍵處，就在三個重要的明點「息、音、場」。

呼吸：對應「息」，為「氣」之樞紐。
心搏：對應「音」，為「精」之樞紐。
腦波：對應「場」，為「神」之樞紐。

「息」是氣息，「息」是氣之母。英語將「氣息」（Breath）視同為「生命」（Life），我們一般人的呼吸方式，主要是靠著肺、口、鼻吸收大氣層裡面的空氣。換言之，一般人全憑藉著呼吸器官與空氣的作用來維持生命的存在。

可是，人在胎兒時期，原始是由「息」產生「氣」，來策動呼吸的作用。嬰兒剛出生時的呼吸動作，可以看出來腹部都非常有力，也就是採用腹式呼吸，這屬於大自然的呼吸法。

人體原本的呼吸作用，「息」才是真正的動力來源。「息」策動了人體整個呼吸的作用，在嬰兒階段大約有百分之五是靠器官來呼吸，百分之九十五是靠「息」來啟動。

《黃帝內經》指出：「人生十歲，五臟始定，血氣已通，其氣在下，故好走。」在幼童時期，氣產生的力量來源在下半身。後來年歲漸長，氣的力量便由下而上節節衰退。當「息」越來越弱，器官所要負擔的呼吸動作也越來越沉重，這是人體衰老的重要原因之一。

「至真之要，在乎天玄，神守天息，復入本元，命曰歸宗。」——黃帝內經

「音」是音律，在人的一生中，聲音跟人類的生命與生活皆習習相關，從人與人的溝通到欣賞音樂，各種各樣的聲音豐富了我們的生活。由於人類耳朵的聽力限制，我們能聽到的聲音只是一部分，頻率太低的音聽不到，頻率太高的聲音則無法忍受。「音」則是聲之母，**在這裡所指的「音」有別於聲，耳朵聽的到音聲稱為「聲」，耳朵聽不到的音聲則稱為「音」**。

在自然界中有各種天籟之聲，例如，風聲、水聲、蟲鳴、鳥叫，以及宇宙星系之間的活動所發出的「天籟之音」。而這個聲音，從人有生命開始就一直跟宇宙產生共鳴，只是我們不知道而已。**「大自然場」的活動透過「音」來傳遞訊息，動物、昆蟲、植物的生命活動都是靠音聲來辨識，「音」是宇宙的造化力，它是一種波、一種光，也是一種能量。**

天地之間每一種存在、行動、意念等都有波動，每一個波動都有光與音，同時也具有意義與力量。其中最原始、最細緻的振波就是「音」，以音聲來表示，它就叫做OM（唵），OM這個字是由AUM組成，它是宇宙最原始的音律，是一切聲音的根本。所以基督教、天主教、回教、佛教、道家、瑜珈都有唱頌，因為音律本身是最直接與天地靈場連接的媒介。

OM也跟人體內心臟血脈流動的聲音非常相近，胎兒在母體裡面就有「音」了，心臟就跳動了。人的體內有多種的聲音，醫生看診使用的聽診器，就是藉由聽取心跳聲、呼吸聲、

血液流動聲是否正常，來判斷一個人的疾病。人體內的血液能夠不停的流動，是因為心臟不停的跳動。心臟由心肌所組成，心肌能有規律地收縮及舒張，形成心臟的搏動。心肌收縮時，推動血液進入動脈。心肌舒張時，血液由靜脈流回心臟。人體心搏是有聲的，聲音的本身就是一種波動，波動是一種能量。

其實，在胎兒時期心臟推動血液流動的力量，主要是靠著「音」來策動，可是它跟「息」一樣，當我們隨著年齡的增長，身心活動受到各種外在的需求影響，肉體與精神體受到汙染，「音」越來越微弱，心臟的負擔就越來越沉重，而影響全身血液的推動。

「OM是創造界的精髓，就像樹的種子。」

——古儒吉大師（Guruji）

「場」代表意識場，「場」是意之母，意是意念。思維是意識體的活動，思想是來自意識裡一個接著一個的念頭。人類的思維是由「場」來驅動。我們嬰兒時期的思維是受到「大自然場」的策動。所以，越小的孩子越天真，他們所展現純真的行為就是靈性（元神），這是人類思維的本來狀態。小孩子的原始行為、思想來自他們沒有受到汙染的意識體，這種意識的源頭來自宇宙超意識。

人體意識活動會受到天地意識的影響，每個人的意識體當中都俱備一種與大自然互相連結的純粹意識，也就是「心靈」。所以，人類的生命原來是大自然活動的一部分，人的意識是天地意識的延伸。

「當改變了意識的程式時，就改變了生命，因為內在世界創造出外在世界，正面的程式自然會創造出高品質的生活。」

——阿瑪．巴觀（Sri Amma Bhagavan）

洪寬可老師表示透過精神體的器官——「明點」的修煉，可以開啟心靈大寶藏，恢復生命本來的狀態。天有「天根」，是天的精華；地有「地根」，是地的精華；天地根交泰有「人根」，是人的精華，天、地、人根合稱為「生命之根」，淨化汙染的意識體，下手處就在人根：「息、音、場」。

息：「息明點」，對應「氣脈體」

音：「音明點」，對應「血脈體」

場：「場明點」，對應「靈脈體」

我們的心智模式有局限性，現代人的科學思考邏輯，總是覺得任何事物都要很明確、什麼事都要能夠理解。其實，有些目前科學無法驗證的事物，仍然可以保留一些空間。就像我們不一定瞭解行動通訊的原理，但是我們還是在使用手機，享受它所帶來的方便，所以有沒有完全瞭解並不重要，是用了有效比較重要！

3. 恢復生命本來狀態

⊙養清淨之息：氣回歸息

生命的本來狀態是「氣」從「息」而出。「氣」受到「息」的滋潤，呼吸作用透過「息」的策動，「息」將所生之「氣」經由氣脈體推動到全身組織。「息」是「氣」之母，原本人體每一個「息」裡面，都蘊藏著豐富的「氣」，人在嬰兒時期，心性自然純真，「息」也非常的旺盛；所以，嬰兒不需要吃太多東西，就可以成長的很快。這是他們的呼吸是以「息」為主，「呼吸器官」為輔的結果。等到成年之後，身體受到環境汙染，心靈受到集體意識的束縛，造成生活上種種問題的困擾。因此，「息」的動力越來越弱，呼吸只能靠著呼吸器官來作用。

「息明點」對應「氣脈體」，人體上位置在小腹腔的中心。量測方法可以將手掌貼在肚臍下方的小腹，「息明點」的中心點，就在肚臍往下五到六個手指頭的高度，而且在人體中脈上。「中脈」是自頭頂的百會穴直到會陰穴，穿越身體中心線的一條無形的通道。

不過請留意，「明點」是精神體的器官，所指的位置，是相對位置而不是絕對位置，因為它是超越時空、大如虛空、小若針頭。所以，位置約略就可以。

「養清淨之息」，培養清淨的息，就是氣脈體的修煉。如果能夠讓我們的呼吸作用，漸漸的回歸到「息」，讓氣脈體恢復本來的狀態，就是重新讓它再成為大自然活動的一部分，這對我們的健康會有非常大的幫助。

⊙育寂靜之音：聲回歸音

人體心臟的搏動，是最重要的身體的活動。「搏」就是一種動，這種動會產生「聲」。「音」是聲之母，無聲之聲，它有一種波動力。而「心搏」的動力來源，是來自這個無聲之「音」，它跟「息」是一樣的道理。

一個嬰兒剛出生的時候，是由內在的「音」啟動心臟的搏動，將血液推動到全身構成循環。隨著年紀的增長，受到外界環境的影響，離開了原本的生命狀態，「音」漸漸微弱影響心臟的搏動，我們的心臟負荷變得特別沉重。

「音明點」對應「血脈體」，人體上的位置在胸腔的中心。量測方法以男生來講，就在，兩個乳頭畫一條線中間的高度，往內平行進去跟人體中心線交接處，約略就是「音明點」的中心點。「息明點」相比，「音明點」是精神體的器官，所指的位置，是相對位置而不是絕對位置，對應的位置約略就可以。

「育寂靜之音」，養育寂靜的音，就是血脈體的修煉。接受到大自然的造化，將有聲之聲，轉化為無聲之音，讓本來充沛豐富的寂靜之「音」，重新活絡起來，使血脈體恢復本來的狀態，這對我們的血液循環有莫大的助益。

⊙成自然之場：意回歸場

在人類思維的本來狀態中，我們的念頭、意識，是由「場」來驅動，本來是元神狀態。可是，在我們長大的過程之中，受到家庭、社會集體思維的牽引，慢慢地離開由天地意識所主導的「場」。

人類的意念、意識演變為由個人與集體意識來控制。潛意識（識神）所形成的思維，是一種慣性思維，這種思維的資料庫最大特色是以人類的欲求為動力，也是我們生活上一切苦惱的源頭；而來自天地的「靈性思維」的資料庫的特色是無為、無量、無漏，也是一切智慧與愛的源頭，所以稱為心靈大寶藏。

「場明點」對應「靈脈體」，於人體的位置大約在眉心上方一點點（從眉心上來一到二個手指頭），往內平行進去跟人體中心線的交接處，那一點就是「場明點」的中心點，一樣位置約略就可以。

「成自然之場」的這個「場」，是靈性之場。透過「場明點」的修煉，讓靈脈體恢復本來的狀態，以「心靈思維」替代「慣性思維」，因此使神性系統得以開啟。由「天地靈場」來驅動我們的意念、思維、意識，讓我們的思考模式回到原來的狀態，重新回到大自然的懷抱。

整個宇宙就是「場」的延伸，「場」在人體內，也在人體外、天地間，而且天地靈場擁有無比微妙的造化力。所謂「造」就是「從無到有」，所謂「化」就是「從有到無」。

當一個人的心智模式的源頭，由習性改變為靈性以後，思想上的煩惱與痛苦就可以化解。人有無限的可能，指的不是人類的肉體，而是精神體。這種無限可能力量的源頭就是在意識場之中。

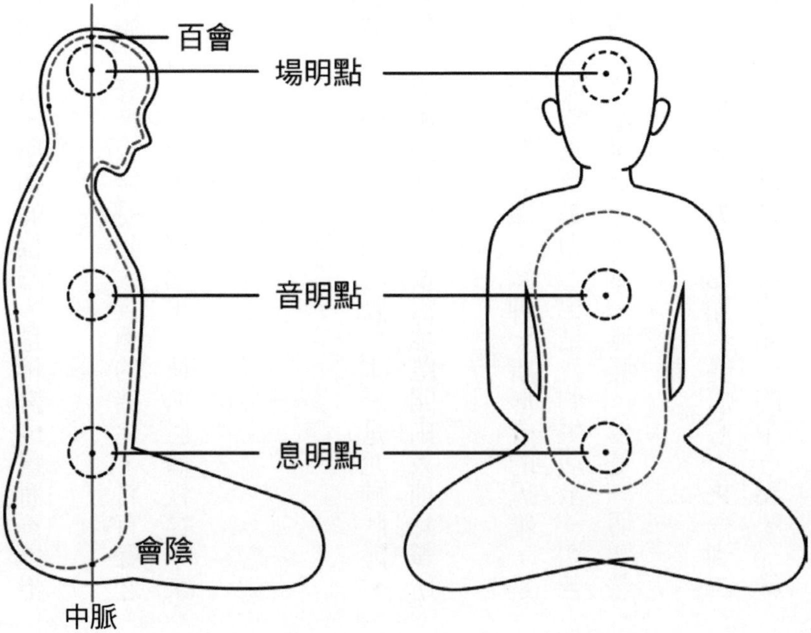

「若能淨化感官知覺之門，世界的真實相貌將得以呈現，即無窮無限。」

——威廉．布雷克（William Blake，英國文學家）

3. 靜心的力量

關於身心的修煉，老祖宗已有許多的洞見，古人認為人體小宇宙與天地大宇宙密切相關，而兩個系統相互結合的唯一途徑是入「寂靜」。寂者，心無妄念；靜者，身無妄行；人的心沒有妄念，身體就沒有妄行。可是我們一般人沒有經過鍛煉，不可能一下達到這種境界。所以必須要透過一些方法練習，這些方法之中最常見，也是最有效的方式就是靜心。

「靜心」是最古老的生命修煉方式，就如字面上所傳達的，「靜心」就是讓心平靜下來；讓整天忙碌不停的大腦暫停休息，就像電腦關機一樣，放下一切塵勞，讓心處於寧靜祥和的狀態。

透過靜心的練習，把平常緊繃的身體徹底放鬆，將思緒沉澱下來，邁向內在平靜祥和的境地。透過「靜坐」的方式達到「靜心」，在靜坐中入靜了，就是一種意識的淨化，淨化意識體的唯一方法就是靜心，古人稱之為「淨神」。

靜心是一種心靈的洗滌，就像是身體的活動會產生污垢，所以每天要洗澡，精神體的活

動也就是思想的活動也會產生污垢，而靜心就是一種淨化神體，淨化意識體的作用。當我們透過靜坐進入寂靜的時候，我們的意識活動，就產生了淨化的作用。

打個比方來說，如果在白板上寫錯字，想清除掉很簡單，用板擦就擦掉了；地板或衣服髒了，可以用水清洗，這種有形有相的東西，我們可以用有形有相的方法清理。萬一如果是電腦程式出錯異常了，那要怎麼處理？這個時候需要進入資料庫從原始的程式檔進行修復或還原。

人類的意識體就像電腦的資料庫，這些過去接收及輸入的訊息，如果是負面的、偏差的、錯誤的、就會造成生命程式執行異常，然後在身體、心靈及生活上形成各種障礙。

從小到大累積的這些汙染我們身心的負面資訊，用水洗不掉，也不能用清潔劑處理。沒有任何東西可以洗掉我們的負面意識——只有唯一一個方法，就是經由靜心。

靜心不同於打坐練功。事實上一般人練功多數只是潛意識的修煉，很少人能夠達到超越意識，得到淨化意識體的作用。靜心的首要是讓意識沉寂下來，不要想事情，不要再動用意念進行思考，但也不是壓抑念頭。我們要讓意識的活動越緩慢越沉寂，念念不接續。就像一杯水裡頭有很多雜質，就不能一直搖動它，我們要靜止讓它沉澱下來。

當我們的意識活動降低的時候，整個生理活動會慢慢平衡，例如呼吸自然會緩和下來。這個時候可能會出現一些反應，身上有病的地方，氣不通的地方，會痠、痛、麻、熱、涼，甚至體內會發出聲音；有時候感覺舒暢，聽到一些聲音，看到光或顯相，這些只是身體及意識活動的產物，這個時候千萬不要貪圖過程中的這些感受，依然保持身不動、心不搖，平常心看待這些現象即可，也不用去想坐的好不好，不要有得失之心。

我們會認為應該隨時保持正面思考，它確實會有一些正面的效果，不過這樣的效果不會持續太久。因為人類在思考時所用的表層意識，只是全部意識體的一小部分而已，往往當我們強迫自己做正面思考的時候，只是把負面思想壓往內在深處。正面思考反而可能變成是沮喪的肇因。不需要以積極對抗的方法去改造你的心靈，而是透過靜心，讓天地意識的淨化系統，來清理負面的障礙。

靜心的時候，呼吸（息）、心搏（音）、腦波（場）等都會「自然」產生變化。心靜到一個臨界點，身體鬆到一個極致，稱為「寂靜」，也叫做禪定。此時，我們的生命活動在自然而然之中與宇宙超意識和諧共體，兩部電腦系統同步共振的結果，就會導正我們已偏離正確軌道的思想及身體的活動。

莊子說：「靜然可以補病。」當心無妄念，身體放鬆，降低對外界刺激的回應，自律神經系統便可自動調適，天地之間存有各種靈丹妙藥，自然能夠發揮修復身體、促進健康的功能，這就是天藥系統的作用，靜心的影響力在生活上是全面性的，養成靜心習慣的人可消除疲勞、改善睡眠品質、促進新陳代謝。

人體是一個小場，宇宙是一個大場，大自然有一股微妙的造化力量，透過生命之根的修煉，能夠淨化負面意識，提昇精氣神之狀態，讓身心達到和諧平衡，降低生活上的障礙。

「欲得淨土，當淨其心，隨其心淨，即佛土淨。」

——佛陀

4. 靜坐不在「坐」

許多人以為靜心就是打坐或是一種宗教儀式。事實上，靜心無關宗教，是每個人與生俱來的自我療癒工具。人的精神體天天都在活動，時時都在接收訊息，重點在於我們吸收的是正面或者負面訊息！

一個人的心要平靜，意識活動要穩定，「神」才能吸收正面的訊息，才能啟用靈性。靜坐的目的是透過特定的方法，在特定的時間，讓意識活動趨於平穩，使我們的思維能夠得到調和，身心能夠平衡。「寂靜」是一種生命狀態，入靜需要長期的工夫練習，因為我們離開生命本來狀態很遠，所以需要靠靜坐的手段來達到「靜」。

靜坐的目的在「靜」不是在「坐」，坐只是過程，主要是安定我們的意識，唯有意識安定之後，我們的心才能吸收到天地的營養，它是一個橋樑。

當我們把眼睛閉起來，身體不要動的時候，念頭會一個一個出現，接著只要讓這些念，前後不要相續，每個念頭之間不要串連起來，當你把這些念頭接起來的時候，就變成一些想法了，這樣就在思考而不是靜心。靜心的時候，不是要把念頭消滅掉，或者用表層意識壓抑住，所以當念頭出現的時候，每一念單獨的出來，不要讓它延續，自然就會消失。

我們要想辦法讓自己在一天二十四小時都能靜，不是只有在靜坐的時候靜，起坐的時候還是亂。當然也不能好高騖遠，我們的神一天二十四小時都在接收與傳遞訊息，我們腦中的念頭有如萬馬奔騰，我們的心識時時處於浮動，當一個人連在靜坐時都不能把心平靜下來，日常生活中又怎麼可能靜的下來。所以還要進行正思維，除了要依靠靜坐淨化意識，還必須去接受正面的訊息來滋養靈性，在我們的定力還沒有生出來之前，最好要過濾篩選掉負面的訊息，因為這些訊息會增長人類的貪瞋痴。

當我們的思維符合真理，俱足大自然的基本精神，這樣的狀態就是寂靜，也是生命本來的狀態。

「寂靜並不是指某樣事物不存在，而是指萬物都存在的情況。寂靜滋養我們的本質，人類的本質，讓我們明白自己是誰。」

——戈登．漢普頓（Gordon Hempton，生態學家）

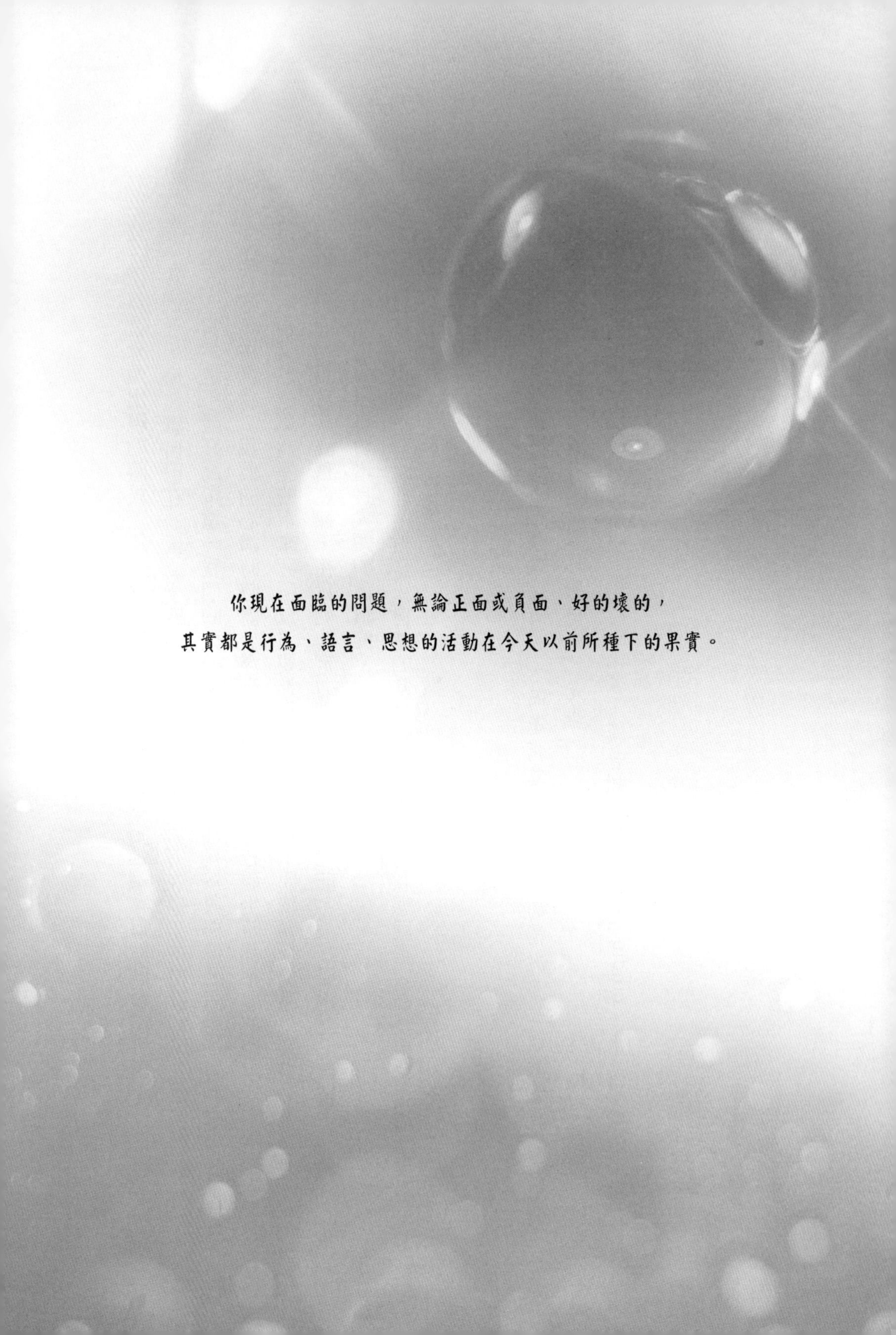

你現在面臨的問題，無論正面或負面、好的壞的，

其實都是行為、語言、思想的活動在今天以前所種下的果實。

十六．生命的驅動程式

行為是意識的投射，從行為中洞悉心性，修身養性就是把心靈的智慧融入生活。

如果你問我影響人一生幸福的關鍵是什麼？我的回答是：「意識體的狀態」。一個人的做人處事方式與生活習慣幾乎都是固定的，習慣的養成則是來自於慣性行為模式，而思想是行為之母，意識是思想之父，潛意識的影響力又大於表意識。所以，追根究柢，我們的一舉一動都是由深層意識所牽引。

全世界的人類有百分之九十九點九的基因完全相同，可是為什麼沒有任何一個人的命運是一樣的？因為天底下沒有一個人的意識體是完全相同的。因此，決定一個人健康、工作、人際、財富等世間所有一切的源頭，就是這座生命的資料庫，也是生命的驅動程式。

1. 飛航人生

人生的旅程就像搭飛機，每個人前往的目的地都希望是健康幸福的國度。飛機通常都有兩位駕駛員，一位是正駕駛、另一位是副駕駛；這架人生之翼的駕駛即是「神」，神是意識體的總稱；正駕駛又稱機長就是元神，副駕駛就是識神，航管中心的塔台就是天地意識。

每一個人在幼兒時期的機長（元神），駕駛飛機的時候隨時與塔台（天地意識）保持聯繫，接受航管中心的指引，開始航向幸福的國度。可是剛起飛後沒多久，由於副駕駛（識神）被外界的資訊所迷惑，認為飛機不必接受航管中心的引導，可以更快速達到目的地，因此，奪取了主駕駛權，自己擬定一套新的飛行計畫，也不再與塔台聯繫，從此失去導航功能，接著就到處亂飛亂闖，從此我們開始進入迷航的狀態。

幾乎所有的人都是這個樣子，不願聽從航管中心的導引，行駛屬於自己的航道，結果天空航線因此大亂，飛安問題頻繁發生，也造成許多失事案件，世界上只有寥寥無幾的人願意遵循塔台（天地意識）的引導，而安全的到達目的地，過著圓滿無悔的人生。

人類的意識體結構來自多種層次，其運作非常精密複雜，比一台飛機的結構還精細繁雜，如果要讓自己的人生之翼航向正確的旅程，並不需要去研究它的構造，也不用去理解飛機材料如何生產製造，只要知道怎麼讓正駕駛（元神）與副駕駛（識神）恢復本來狀態，這樣是不是簡單多了！

一樣的道理，修行這件事就是將駕駛飛機的主控權，回歸到機長（元神）身上，讓副駕駛（識神）退居第二位當助手，要注意不是將副駕駛（識神）抓去關起來，或者是把識神滅掉，也不可能滅得掉，為什麼呢？人只要活著就會有識神，識神的活動就是感受、欲望與本能等等，這些東西不會滅掉。所以，修行的目的是要讓這些東西不再變成主導者，不要讓欲望繼續牽引著我們亂闖，識神（小我）與元神（無我）都是生命的一部分，我們只是讓兩者還原為本來正常的狀態，讓元神取回生命的指揮權而已。

一個人如果要恢復生命本來的狀態，就一定要透過生命的修煉，自古以來沒有人可以不經過修行而達成上述的目的。如果你願意起步，提供幾個要點參考，第一：「道」只要認識它的存在即可，不必去深入研究，因為它超越人類理解能力；第二：找一位已經恢復生命本來的狀態的人指導，修行不能只依照經典、書上寫的自我摸索，因為我們的意識體還沒淨化到一個程度之前，思想是由識神在主導，我們使用受汙染的識神來讀經典、看書（包括本書），很容易誤解書中的真正涵義；第三：找一個適合自己的集體共修環境，因為個人的力量其實非常渺小，生命是共同體，人的意識是共體的，能夠加入一個光明的集體思維，可以互相提昇神性狀態。

「集體因緣就像是天地、大自然間的一個天地靈場，我們所聽的理、所修的法，就像是來自天地靈場中的天地訊息，只有緣進入這個集體因緣，就有機會進入天地靈場中接受天地大自然的『微妙造化』，讓我們已經遠離大自然的身心，再重新回到大自然的懷抱裡。」

——洪寬可

2. 人體氣象圖

《顱顋經》：「凡孩子三歲以下，呼為純陽，元氣未散」，古代醫學家認為幼兒為純陽之體，因為他們「精神體」的驅動力量，來自宇宙深處的微妙造化力，也就我們講的陽性體質。人體是一小宇宙，也是一座移動式的生命能量場，人體的元氣不足就是生命能不足。

幼兒的氣血充足、身心純淨，所以對於周遭環境磁場的變化，敏銳度甚於大人好幾倍，因此容易受到驚嚇。一受到驚嚇，隨著場的變化，藉由哭鬧的方式進行能量重整，隨後生命活動即恢復正常。但是人隨著年紀的漸長，身心遠離大自然活動，元精和元氣不足，加上體內累積一堆負能量汙染意識體，但是透過天地靈場自我淨化的本能卻已經喪失。

百年來醫學進步了，人類卻深陷病魔的威脅。按理說，我們現在比以前吃得更好了，穿得更好了，住得更好了，可是疾病種類卻更多，憂鬱人數也更多！這到底是為什麼呢？因為我們內在的陰性能量過多，已經形成「陰性體質」。

這樣的負能量在人體的作用有四個階段：「病識→病氣→病相→病症」；一般人所謂的生病就是身體已經有「病症」形成了。例如，感冒又稱為風邪，風是一種氣，邪就是不正，風邪就是形容人體內的「病氣」累積到達臨界點，「病症」即將產生了。

「病識」是一切病痛的源頭，病識就是一種負面意識，這種意識的活動會醞釀一股負能量。如果一直讓「識神」來主導我們的生命體，內心長期處於匱乏的狀態，就會製造出病識，感召陰性能量，變成陰性體質，人就會常常生病，縱使看醫生吃藥後感覺應該好了，但是過一陣子又會以其他形態的病痛出現。這是為什麼？因為病的根源還在，「病識」並沒有消除。

「病識」跟我們的思維有絕對性關聯，當一個人如果能夠改變慣性思維，將思想從黑暗轉變成光明，內層意識不再製造負面能量，病識就會淡化，身體自然變好了。

想要調整陰性體質，必須從日常生活中的習慣檢討起，建議給自己一點時間思考一下，寫下過去幾年以來，每日的睡眠時間是否正常？飲食習慣是否合宜？每天有多少時間從事運動及日照？思想行為是否正面光明？

「福至心靈，禍來神昧；禍福無門，惟人自召。」

——古諺

凡走過必留下痕跡，一個人生活中的煩惱、困難或災難，其實是有跡可循的。人類所有的問題、思想的盲點是先在「意識體」（精神體）累積而成，再反映到生活中。人的生命結構區分為血脈體、氣脈體、靈脈體。那麼意識的污染會在我們的靈脈體產生黑影、氣脈體形成凝結，以及血脈體造成漩渦。

外在世界有風水、內在世界也有風水；外在的風水叫做「天文地理風水」、內在世界也有風水，內在的風水叫做「人文心靈風水」，兩者互相對應連結。生命體的血脈、氣脈、靈脈交織成的動態網路，就像人體氣象雲圖，而精神體的負能量就好像體內的高、低氣壓，然後轉變成暴風雨、冷氣團，以及熱浪乾旱等，體內極端的氣候造成身心失衡。

任何人只要沒有經過心靈的修持，幾乎每個人的生命體都累積了一堆黑影、凝結及漩渦的負能量。人類的慣性思維容易造成思想上的死角，只要有一個盲點，就想不開也看不清事物的真相。所以，我們在生活中會有障礙，在健康的領域也是同樣的障礙，而生活的障礙則是來自於生命的障礙。

其實，身體的病痛跟生活的障礙，都是同一個源頭，因為我們的身心是不能分離的。古人認為心物一體，中國古老醫學提到疾病生成的外在因素來自六種氣（風、寒、暑、濕、燥、火）入侵體內；內在因素則是因為七種情緒（喜、怒、憂、思、悲、恐、驚）失調所造成。

所以古代有修為的人，看到有些人印堂發黑，就知道他將瀕臨災厄。現在有些人也是，可以看到他在眼睛、鼻樑附近有陰氣、有黑影，過不久困難就將發生了。這些陰氣或黑影就是意識體受到汙染的徵兆，如果當事人有機會提前讓這些陰性能量得到轉化，後面的困境、病痛、災厄就能得到改善。也就是說，只要能夠讓精神體得到大自然淨化，一旦這些黑影、凝結、漩渦煙消雲散，就可以排除這些未來即將產生的障礙，

我們的意識體二十四小時都在活動，思想經常在接收與傳遞信息，日常生活與環境互動的過程之中，有許多精神上的交流溝通，這些活動訊息有正面的，自然也有負面的。正面的訊息可以滋養心靈，讓人精神飽滿、感覺愉悅，這是一種靈性的營養。相對的，負面的訊息則會造成壓力負擔，令人情緒不安，它就像是精神的廢棄物，如果沒有排放出去就變成毒素。所以毒素不僅存在於身體裡，同時也屯積在精神體。精神體在運轉的過程所產生的廢棄物就集結在人體薦骨中心處的明點（精神體器官），這個位於骨盆腔中央的倒三角形的骨頭，由五塊薦椎合併而成。「薦骨」在人體中扮演非常重要的角色，這裡類似一個負能量處理場，如果我們沒有處理乾淨讓它排出，就會變成毒素，汙染我們的身心。

古瑜珈修煉強調喚醒沉睡一種靈性能量——Kundalini，梵文原義是捲曲的意思，吠陀文化認為它是一種生命力的來源，每個人與生俱來俱備的能量，隱伏迴旋捲曲在脊椎底部骨盆裡一塊三角形的骨頭腔內，這塊骨頭在醫學上稱為「薦骨」。薦骨為人體脊骨之一，上接腰椎骨，下接尾閭骨，醫學稱骶骨或仙骨。薦骨的英文名稱 Sacrum 源自希臘文 hieronostoun，意思為聖骨。長三寸三分，上有八個小洞，併列兩兩對稱，左右各四洞，堅硬無比，也稱仙骨。古道家認為仙骨是「魂」所居的位置，此處是修道成仙必經之路。

薦骨可以說是人體的基座，古埃及人也認為這塊骨頭十分重要，它是獨特力量的所在位置。此中心處的明點是人體一處重要的生命能量中心，左右著人體神經系統的關竅，跟呼吸、心搏、消化系統等都有著密切關係，人類意識體的污染，累積在薦骨的陰性能量會直接影響到神經系統及大腦的運作。因此，這關係著每個人的身心健康狀態，我們談到負面意識所形成的陰性能量累積就從這裡開始。嬰兒剛誕生的時候，這裡是清新純淨的，隨著我們在生活中從事一些不符合自然法則，及違反道德的行為，所釀造的負能量就囤積在此處，然後持續

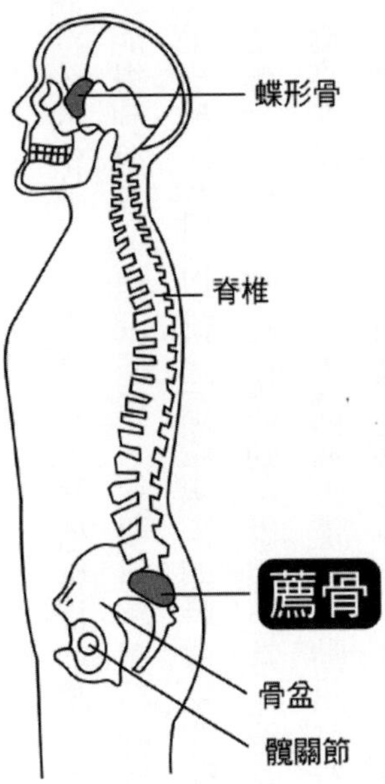

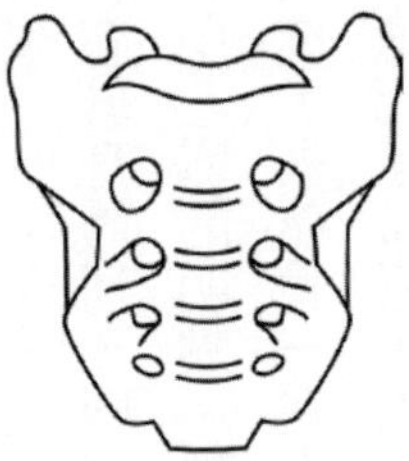
正面

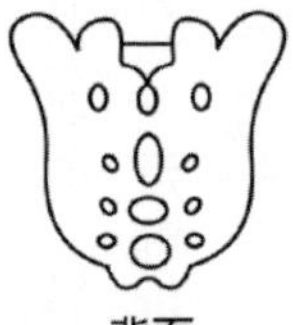
背面

汙染我們一輩子。

由此可知，大部分人的靈性都是睡著的，很多人甚至不知道或不相信它的存在。當這裡開始受到汙染，人的生命活力就會降低，接下來覺得悶悶的，再下一層是肩頸部緊緊的，等到頭腦感覺昏昏沉沉的，這樣一層一層下來，就是代表靈性能量在遞減，當這股陰氣累積到了臨界點，心靈受到蒙蔽，此時意識不清明，在生活中就容易做出錯誤的決策、說錯話或得罪人，由於物以類聚，陰性磁場會吸引同類的人事物，造成運氣不佳，甚至苦厄不斷。身體方面則導致自律神經失調，自癒能力降低，小病不斷或久病不癒。

它的負面影響力無遠弗屆，我們如果有決心去除這些障礙就要真正採取行動。這裡所提供的理念，以及對我們有幫助的方法，雖然可能不會當場相信，甚至有些人會排斥，但是認真思考一下，接受它會有什麼損失？何不有自己一個身心提昇轉化的機會。

老子在《常清靜經》提到：「人能常清靜，天地悉皆歸。」當一個人的心靜下來的時候，神就自然能夠清、能夠明，不再受到欲念的束縛，具有洞悉實相世界的能力。以平常心對待一切事物，才能免於疲於奔命在欲望與理智間，放下執著自然隨心所欲，不為生活中的各種誘惑所迷失，這個時候天地的智慧、宇宙微妙的造化會回歸到身上，心靈重新連線大自然場。

當我們與人事物互動時，會在適合的時候做適合的事、說適合的話，也會產生適當的靈感創意，在這種情境下，當然就能夠圓滿的完成人生目標。天地孕育萬物生生不息，也創造了可以平衡一切疾病百藥。人體是小宇宙，人體同樣也百藥俱全。透過修行開啟神性系統，讓元神重新取代識神，恢復本來的生命狀態。

神能行造化，每個人都是造化的一部分；人人都有神，人可以造化神。

3. 生命的藍圖

人們每當遭遇不如意的時候往往會產生疑問，為何自己這麼運氣不好，總是遇到不對的人？在徬徨無助之餘更想要求神問卜，訴諸宗教、祈求找到一個合理的解釋，以及精神上的寄託！

常謂：「種瓜得瓜，種豆得豆」，世界上所有的事物都是有因、緣、果的關係，因果不能只看一時，因果是一種大自然法則。全世界的宗教都提到因果，其實這不僅是勸人為善的說法，也是天地萬物生滅變化的基本道理，然而一般人往往以世俗的觀點去認識因果，以致一些不解真相的人，一聽到便感到畏懼或斥為迷信。

既成的結果雖然不能改變，但是因和果之間還有一個「緣」，因為有「緣」的加入，其結果就會不一樣。每一顆種子都蘊含著一個完整的生命，但是成長過程中的土壤、空氣、陽光、水分等助緣的條件，都可以影響其結果。世間上無論好壞、是非、得失，都有其因緣果的關係，沒有任何一件事可以脫離因果法則。

現代生物學家研究發現了，基因就是孕育於細胞中的遺傳因子，是組成染色體的遺傳單位，它是由許多的 DNA（去氧核醣核酸）所組成，號稱為「生命的密碼」，DNA 雙螺旋結構說明了遺傳物質的遺傳、生化和結構的主要特徵。根據統計，一個體細胞的全部 DNA 螺旋樓梯長約 2 公尺，若將一個人的全部 DNA 連接起來，能在地球和太陽之間來回八十次。

發現基因後人們開始認識到，生命就是一個不斷複製和進化的過程，而這個過程起始於 DNA 的複製，從而延續了祖先的生命資訊，像拷貝一樣準確無誤地傳給了後代。DNA 是一種分子可組成遺傳指令，引導生物發育與生命機能運作。主要功能是資訊儲存及傳遞，它把遺傳信息表現為細胞的結構和功能，並指示細胞合成自身生命活動所需要的一切蛋白質，蛋白質再進而顯示出生物體的遺傳性狀。舉凡性別、長相、疾病、智商等，似乎都與基因有關。

那麼，DNA 如何「指示」細胞合成蛋白質？細胞核內 DNA 的遺傳信息必須由 RNA（核糖核酸）翻譯過來並帶入細胞質才能合成蛋白質。RNA 為單螺旋結構具有細胞結構的生物的遺傳訊息中間載體，並參與蛋白質合成；還參與基因表現調控。生命不僅是一個遺傳、複製的重複過程，同時也是一個不斷變化的過程。

所以世界上從未出現過兩個性狀完全一樣的個體。就基因本身而言，所有哺乳類都有幾乎相同數量的基因，差別僅在於 DNA 的排列順序。人和老鼠是非常相似的，這也顯示了人類的複雜性來自其他源頭，雖然說基因決定了個體的種種性狀，但大多數基因只是參與決定個體的某一定性狀的潛在範圍，也就是說，基因的真實表現仍受內在和外在環境的影響，內在包括生物的性別、年齡等條件，外在則如溫度、食物乃至於壓力與種種心智活動等。

如此看來，生物的結構並不受限於內在的基因 DNA 排列組合，並不一需要去改變基因本身，也有改變生命內容的可能。換句話說，基因圖譜其實只是一張生命建築設計圖，可是它並不是建築設計師，DNA 和 RNA 都只是認真負責按圖施工的工程師。

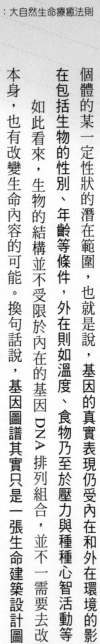

「心如工畫師，能畫諸世間，五蘊悉從生，無法而不造」

——佛陀

生命乃是由很多的因緣條件聚合而成。生命的精神部分——意識體，與其物質部分——受精卵的結合，在母體子宮孕育成生命體，數月之後，胎兒脫離母體成為獨立的個體後漸漸開始接觸外界，一個人每天都在思考及行動，經過一段時間後，我們的念頭、想法、做法會慢慢的固定在一個範圍內，也在不知不覺當中，塑造了種種不同的「價值觀」，形成一個人的信念系統，日積月累匯聚成一股極大的力量，這個力量會驅使身體產生「行為」，也就是佛陀講的業力。

平時我們有很多的行為模式很容易慣性成自然，個人養成的習慣性，也決定人一生的幸與不幸。我們的意識體承接來自過去（今天以前）的記憶，全身上下的細胞都擁有資訊記憶儲存及傳達的功能，基因DNA的功能宛如是電腦的動態存取記憶體。

任何一個人在漫長的人生道路上所發生的各種問題，其實都是有跡可循，種什麼因、結什麼緣、得什麼果。我們就在思想、觀念、行為和習慣交織互為因果，然後與外面互動的各種緣，架構出人的一生。我們的行為無論善惡，都會產生一種力量，完整儲存記錄於意識體，再驅動我們產生新的行為，新的行為又會產生新的力量，無限的循環又循環，這個系統資料庫就像是一張「生命藍圖」，其背後產生的作用儼然成為影響人類命運的「幕後設計師」。

你現在面臨的問題，無論正面或負面、好的壞的，其實都是行為（身）、語言（口）、思想（意）的活動在今天以前所種下的果實。

一般人對生命的看法都是點狀的，如果只從生、老、病、死來看待生命就會是點狀的。其實生命是線性式的。生命是延續性的，是有程序的，也是會變化的。一個人的生命是從過去到現在，從現在到未來。實際上生命本質應該說是一種精神體的作用，屬於身體外的另一個層次的活動。基本上精神世界和物質世界是不一樣的，生固然是生命的一部分，死也是生命的一部分。死亡並不是消滅，而是從這個世界轉換到另一個世界。我們要想辦法去認識精神世界、意識體的活動，自然會瞭解為什麼說生命是線性的。

隨著科技發達為現代人類帶來物質層面的便利，儘管時代一再進步，但始終無法解決人生的根本問題。每個人都希望過著幸福美滿的生活，這只是表層意識的想法，可是內在的深層意識卻沒有辦法執行，因為我們管不住潛意識，所以我們沒有力量去打造美好人生。

如果用電視裡的戲劇節目來比喻人從出生到生命結束的過程。電視機所顯現的影像，並非由電視機內部的零件與構造所規劃或創造，而是來自電視台製作好的節目，電視機只是一個接收、調頻和顯像器，它的功能主要是「播放」影像。我們身體就像電視機，意識體就是節目內容。

我們所看到的電視節目內容的來源，是透過節目製作台（電視節目源）傳送訊號，再經由有線電視系統或無線衛星系統的轉播，一般家裡的電視機接收了這些訊號後，再轉成影像播放出來。事實上，電視節目內容的所呈現的劇情，都是由電視節目源所策畫的，一樣的原理，我們人生的劇情是悲是喜，全是由深層意識在進行編輯，然後造就一個人戲劇化的際遇。如果我們希望人生更美好，換一台更高級的電視機是沒用的，而是應該要換節目企劃編劇。

一個人如果明白到這個道理，願意將策動人生電視台的節目源，從人工製作的「潛意識」頻道切換至大自然製作的「超意識」，讓元神教化識神，就等於重設人生劇情，人生的問題都可以經由轉化神性系統的方式改善。這種過程就是古人說的「修道」，所以追求真理、修行養性不是要我們去信仰某一個宗教，信仰是精神寄託，修道則是真修實練，要讓身心真正能夠提昇，兩者不能混為一談。

一個人的心性如果沒有經過鍛鍊，就如同喝醉了酒，茫茫然在生活，這等於是靠運氣在過日子，這樣的人生太危險了，很不幸地，幾乎每個人都是這樣狀態，所以見怪不怪，沒有任何一個酒醉的人會認為自己醉了，反而覺得清醒的人才是異常的，所以自古以來，修行人都被世俗認為是怪人，因此耶穌才會受難、佛陀也曾被陷害。一個人唯有將慣性思維轉化為心靈思維，改變造成生活障礙的「意識狀態」，才是解決問題最有效率的途徑。

「最長的路是從頭腦到心靈的神聖之旅。」
——菲力．連恩（Phil Lane，美國原住民精神導師）

生命是一種活動，人要想改變命運，必定要提昇思維狀態。也就是要從「因」和「緣」上去著手，若凡事只在「果」上計較，那是於事無補的。假設目前我們是C級的思維狀態，該如何才能讓自己升到A級？就像一個學生數學成績只有C級，這是來自他過去的努力所產生的學習結果，那麼要如何提昇他的數學能力到A級？是要他繼續的自我摸索，還是請一位專家指導他，哪一種會有成效？因此在人生的旅途中，精神嚮導的角色至關重要。

從古至今有多少人要改變自我，邁向成功幸福的道路，或已經在求道修行，可是真正成功的人很少、失敗的人卻很多？答案其實是下手處不對。古德說：「射人先射馬，擒賊先擒王。」比喻做事首先要把握關鍵。意識是思想之母、思想則是行為之父、習慣又是行為之孫，一般人要改變自己，通常都從思想、行為、習慣下手，不是採用對抗就是壓抑的方式，這如同一棵樹木生病，結果只在樹葉、樹枝下工夫，當然效果非常有限！因為思想、行為、習慣這些全是「意識」的子子孫孫。

意識才是生命之樹的根，但是這裡也有一個大陷阱，就像近十幾年來雖然開始流行潛意識開發、吸引力法則、神經語言學等，實際上，能夠真正提昇生命狀態的人又有多少？人類的「潛意識」是個人意識加上集體意識（家族、社會、人類）的綜合體，潛意識就是識神，「識神」就是小我，「識神」無法自己改造「識神」，真正要轉化生命狀態，只有依靠無我來淨化小我，讓無我來同化小我，以海洋（超意識）來融化冰山（潛意識）。由於人為的聰明才智是有遺漏的，以識神（小我）開發識神（小我），很容易產生負作用。

「元神者生而知之，識神者學而知之」，每個人都有天賦的能力，天賦是一種與生俱來，不需要經由學習的本能。它就像是種子，只需要給它適合的環境，並加以照料就會成長茁壯，等待因緣具足，自然開花結果。心靈是人類最大的天賦，是上天賜給我們最珍貴的生命禮物，不分性別國籍、身分背景，每個人一出生就收到這份禮物了，只是我們忽略它，沒有給它適合的環境、忘記去灌溉它，所以它仍然只停留在種子的狀態。可是，它並沒有消失，也正等著我們重新去發現它。

佛陀說：「佛者覺也。」所謂「佛」就是一個徹底覺醒開悟的人，也就是已經將習性生命系統轉化成靈性系統的人。靈性代表神性、佛性、道性、本性；代表元神、上帝、真主、天主、超意識……這些都是在形容這個微妙存在。而心靈就是靈性在人類生命上的展現，它以愛、真善美、慈悲與智慧，自由、平等、博愛；心靈的世界即是淨土、天堂、極樂。

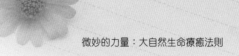

我們相信它，肯定有幫助；不信，它也不會因此致降禍給你，只是我們持續處於苦惱、空虛與無常的生活狀態。世界上所有宗教的本質，都是要引導我們走向人生的康莊大道，可是多數人把它當成精神寄託，平常祈求神佛來滿足自我的欲求；當遭受苦難時，總是把自己種下的因果，都丟給神佛、上帝，這些思維都不符合真理與自然法則。

人算不如天算，人類的聰明才智永遠比不上天地的智慧，唯有透過修行調整思維，才能喚醒你內在沉睡已久的「心靈種子」。開啟神性系統，讓心靈成為我們飛航人生的導航系統，相信現在的你，已經知道如何重組自己的生命藍圖，開始展開全新的生命旅程。

4. 生命的意義與價值

每一個人都有屬於自己的道路，每一段生命旅程都有自己想要完成的目標。生活不只是為了三餐溫飽而工作，也不是為了要長壽而追求健康；其實，人不一定要活得久，重要的是**要能活得自在、活得踏實；生命的可貴，在於能活出生命的意義、價值與對社會的貢獻**。

生命是一個共同體，我們的生命不是突然產生，也無法單獨存在，生命不是建築在個人的身上，而是必須仰賴社會各界，士農工商在生活上的協助，以及大自然的陽光、空氣、水及食物才得以生存。我們是大自然活動的一部分，別人也是大自然活動的一部分，一個人如果不了解生命的本質，就無法尊重其他的生命，更無法活出生命的價值。

所謂「天生我材必有用」。「天生我材」就是指「天賦」，知識和技術都可以經過後天學習，可是天賦呢？天賦是我們的本能；然後「有用」代表著「價值」，這個「用」就是要發揮天賦所長來貢獻社會、服務人群。每個人都身懷獨特的天生才能，一個人如果能夠讓天賦與價值結合運用在生活中，就是活出你的生命價值。

人的一生中總會遇到困境，可是困難不等於苦惱，許多古老的智慧都告訴我們，人類會感受到「苦」的根本原因，是我們脫離了宇宙的活動正常軌道，從大自然的活動中抽離出來，就像一部汽車四個輪胎的角度偏離了，所以開起來不順暢、油耗增加、產生雜音，甚至發生危險。所以當你面對困境卻感到煩惱或痛苦，這時要去思考如何把航道導正過來，把車子輪胎重新校正定位，而不是怨天尤人。

苦惱和病痛都是一種生命訊息，它在提醒我們偏離了正確的航道；困境是靈性成長的墊腳石，也可以是絆腳石，就看你用什麼態度來面對它，如果把它當成一面鏡子，可以看到更深層的自己，進而發現自己的缺點，然後加以修正調整。

生命是可以鍛鍊、創造的，人類擁有靈活多變的才智，因此產生豐富驚人的創造力，使得世界變得生活多采多姿，可是也讓人類因而陷入困境，根據調查顯示：越文明的國家，人民越感空虛，越不快樂，更談不上幸福。為什麼呢？因為科學知識越多越容易遮蔽我們的天賦，特別是靈性。如果我們只用生命的一小部分功能在生活，當然心靈會空虛，人生有遺憾不圓滿。

唯有讓天地智慧與人類才能結合，用這樣的智能來生活才不會失之於偏。當我們願意讓心靈成為生命的導航系統，這股力量將引領你踏上通往活出真實本性的途徑。當一個人神性能夠展現的時候，他的心靈本身就是大眾的利益，因為人類的精神是共同體。

大自然是人類最偉大的導師，天地意識內化在人類生命體就是靈性，心靈教育是一切教育之母。**每一個人除了家庭教育、學校教育、社會教育、以及專業教育之外，應該在有生之年，也要能夠接受心靈教育，也就是讓心靈來引領我們正確生活。**經過了心靈教育的洗禮，你會與天地重新建立起連結關係，生命將回歸自然、反璞歸真。

我們不可能一切風平浪靜地度過一生，當然也不一定要經歷大風大浪，發生在生命中的每一件事，無論悲歡離合都有它的正面意義，生活中的曲折並不是上天的懲罰，而是為了喚醒你的靈性知覺與成長。發生在我們身上的問題可以激發我們內在的「愛」，這份力量可以使我們脫離痛苦、樂觀面對一切，因為「愛」是連結宇宙本源的最大的能量。

當生命之樹的根部能深入到「愛的本源」——宇宙微妙能量的泉源，就能產生源源不絕的能量，這份無私無量的愛，從不要求任何人回報。「愛中有光，光中有愛。」當你真正認識愛時，天地之光會毫無保留地照耀著你，你就能對所有生命做出貢獻，讓這份愛永恆存在。

生命的意義就是「愛」，讓自己幫助他人提昇心靈，也跟你一樣活出真實本性是一件非常有意義的事。所有人的心是共同體；身體是個體，心是共同體。在物質世界表面上我們之間存在隔閡，但是在深處精神世界裡，是天地萬物是連結的狀態，如果有機會盡一己之力，帶動人類光明靈性的提昇，就是最大的生命價值。

「愛是基因送給人類最好的禮物。」

——詹姆斯．華生（James D. Watson，美國生物學家）

當我們知道天地之間有一股奧妙的造化力，同樣人類身上也有，可是這是一種「無為」的存在。雖然我們已知道靈性俱備了宇宙一樣的微妙力量，卻無法直接讓我們拿來使用，能用的就是「人為」不是「無為」，那是一種自然的狀態。

天地萬物被造化出來，都有一個能量場，但是這個「場」不被主宰，不是任何一個個人所能決定的，只能在無為當中讓它自由去運行，沒有任何人可以掌握。就像天空何時刮風下雨，誰去主宰？生命就是自然，而自然就是美，世界上最美、最好的，就是「自然」。宇宙這個微妙造化的存在可以創造生命，卻不是任何個人能主宰生命的創造，這就是「因緣」。

我們在生活中，要深深的體會「因緣」的道理，所謂人類生命有無限的可能，這句話所指的與我們想的不一樣，這是指我們每一個人的內在，與生俱來都存在著一種寶藏——心靈（天地意識）。天地幫助一個人的方式，超越人類的理解能力，跟我們平常想的不一樣，它是一種無為法則。

德國哲學家尼采說：「生活是一面鏡子，我們努力追求的第一件事，就是從中辨認出自己。」每個人都應該是自己生命的管理師，無論你是否正為煩惱或病痛所苦，只要你願意照著這裡所提供的方式去實踐，平常專注於生活，當有壓力或煩惱時，把心平靜下來，觀照自己的思想與行為是否離開了自然法則。如果能夠透過修行將生命的驅動程式，由靈性系統取代習性系統，重新找回人類本來就有的能力，進入自在解脫之路，通往幸福圓滿之門，自然會發現人生的意義與價值。

「我們生存的法則是為我們專門設計的，這些法則是不可變的，而且我們無法擺脫它的束縛；一切偉大的永恆的力量都在寂靜中默默運行，但是我們有能力適應，與這些力量和諧相處。於是，我們便擁有了比較平穩而幸福的生活。」

——查爾斯．哈奈爾（Charles Haanel，心理學博士）

5. 光丹的世界

大自然原本就存在各種看不到而測得到的能量，能量可以以多種形式宇宙間，科學已告訴我們大自然中充滿著聲、光、熱、磁、電等能量。自然界不同形式的能量之間可以相互轉換，然而，不管能量的形式如何轉變，能量的總和是不變的。科學家以光子、量子及超微粒子的質量之變，說明物質演變過程可分為：物體↓粒子↓波↓光↓場；我們所處的世界，不只是肉眼或儀器可見的物質世界，更是充滿訊息與波動的世界。

《太乙金華宗旨》是道教內丹修煉之經典，在歷經當代心理、宗教、哲學的洗禮後，成為中華道家文化遺產，一直被西方視為了解東方形上學的名著，此書後來被翻譯成《金花的祕密：中國生命之書》，目前已有英、德、法、日、義等多種語言的譯本。心理學大師榮格並為德文版作序，其中也記錄著它幫助榮格瞭解到煉丹（金）術的本質，這個奧祕便是煉丹術的真實奧義，對原始物質（Prima Materia）的發現。榮格指出煉丹術最基本的運作規律是無意識的投射過程與物質的活化，透過修煉個人的心靈和至高無上之存在的結合，也是個人與超個人的一元宇宙（Unus Mundus），這也就是東方思想的「天人合一」。

在榮格的認知中，金花的祕密也就是人類心靈的祕密，是人類真正生命深層的祕密。《太乙金華宗旨》最大特色就是，全部文章都被「光」所照亮貫穿。光的意象滲透在所有內容之中，榮格認同道經中關於「光」的描述不僅是精神象徵，更是實有的體驗，他認為這種體驗有非常偉大意義。

所謂的「太乙」又作太一，是元始、最初的意思；「金華」是金色之光、天地之精華；金華即光丹，金華之光是活活潑潑的東西。其中一段內容提到：「光不在身中，亦不在身外，山河、日月、大地，無非此光，故不獨在身中；聰明智慧，一切運轉，亦無非此光，所以亦不在身外。天地之光華，布滿大千，一身之光華，亦自漫天盡地，所以一回光，大地山河，一切皆回矣。」意思是說，天地原始的精華，超越物質與時空，它不是在身體之內，但也不是在身體之外。山河大地，日月星辰，一切物質都是它的造化，這種金華之光不單獨存在人體；人類的心智活動、宇宙萬有萬物的運轉，無一不依靠這種光，所以它也沒有在人體之外。天地的精華，佈滿了整個大千世界；人的精華也含藏著天地。只要你能夠回歸生命本來的狀態了，那麼大自然的力量就可以在身上展現。

洪寬可老師表示，中國的老祖先在古老以前就已經發現，宇宙之間的一切物質、非物質，它的最基本的成分，稱為「光丹」。**它是一種最微妙的存在，也是最細緻、最精緻的一種成分，是構成宇宙一切最微細的元素**。它無法以現代科學的方式分析理解，全宇宙不論是物質或非物質、生物或非生物，將它分解到最後，那個最微妙、最微細的成分叫做「光丹」。

在光丹的狀態下，就像推動脈搏跳動一樣，律動性的一股力量，一種比波動更細微的活動稱為脈動；它用脈動的方式，傳遞著它的成分、訊息。在物理學裡講到物質的最小單位從分子、原子或次原子粒子；而比次原子粒子更微細、更精緻的狀態，它是沒有顆粒、沒有形狀叫做能量。其實能量也是由光丹所構成的，人類這個生命體裡面充滿了光丹，人就是由光丹所構成的，花草樹木也是，宇宙所有的萬有萬物都是由這種最微細的成分所構成。

天地的精華可以稱為光丹，人體身心的精華也是光丹，光丹其實就是宇宙一切的精華；而且既然它有一個光，就代表它是光明的，它是正面的，它是促成生命正向發展的！「光丹」

是數千年以前古人所發現的，如果我們有機會、有方法，讓人類生命體中的光丹釋放出來的話，對地球、對人類、對所有的生命體是很有幫助的。

如果一個人開啟心靈思維之後，心無妄念、身無妄行、常懷感恩，就能夠讓生命體中的光丹被釋放出來，任何人當進入這個狀態，對整個地球的「場」是有幫助的，有利於地球的平衡；如果地球的「場」增添了一分平衡，就能減少一些天災與人禍的傷害。

我們都知道森林是大氣層中氧氣的最主要來源，它們是地球之肺。樹林透過廣大面積的葉吸入二氧化碳，然後釋放氧氣。沒有樹林，大氣的含毒量可能會越來越高，因此在地球上多種一棵樹，對空氣品質肯定是有幫助的。

如果我們能夠遵循古老的方法，讓生命體中的光丹釋放出來，這就像在地球上多種樹木一樣，可以讓地球的空氣轉好，能夠減少地球的二氧化碳，增加地球的含氧量。我們做的事情雖是表面上微不足道，可是這個過程當中，全世界有幾千人甚至於幾萬人，當下的意識就能一念轉化，可能有一些災難就這樣消失於無形，有些生命可能就這樣免於傷害。

因為光丹增加了，那些陷入困境、在痛苦中煎熬的人，他們的意識體也與我們共體，我們在光丹的境界裡面，透過光丹的淨化，全人類都是同體存在，沒有時間、空間的限制；而且心靈的世界最大的特色是「大如虛空、小若針頭」，並且是同體存在、正等無異。

每個人的內心，能多一分正面意念，就會多釋放出一些光丹，多一分感恩，世界上也會多一些光丹，就好像地球上就多種了一棵生命之樹，這棵生命之樹釋放出來的不是氧氣，而是釋放出光丹，對整個地球的「場」會產生正面的提昇作用，對生活在地球的「場」當中所有的生命體，也能夠產生正面的影響力。提昇生命的狀態，可以讓人體的腦波產生變化，從負面改變到正面的思維，由正面的思維產生正面的「意」（意識、意念、念頭），這個「意」透過語言表達出正面的言辭、言論、言語，然後透過行動展現出正面的行為。

任何人當他懂得真正感恩的時候，生命體的光丹就會不斷的被釋放出來；因為感恩的時候，那些封閉光丹的因素就會降低，鎖住了光丹的障礙也會減少，人人本自具足的光丹就能夠展現出來。希望我們每一個人每一天都能夠過得很充實，讓我們的「神」很豐富，讓我們的人生也很豐富，不要忘記周遭的人也跟我們一樣需要豐富。

「想要活出心的能量，就要從四個功課做起，這也是心的轉變過程，即是感恩、懺悔、希望、回饋。」

——楊定一（醫學博士）

我們常祈求離開匱乏得到豐富，
其實真正的豐富是沒有匱乏，也沒有豐富，
生命本來的狀態是超越匱乏、也超越豐富，
讓身體常保持放鬆、內心常保持平靜，
大自然就會讓生命展現真正的豐富。

附錄

一切法源起於大自然

我們要入心靈的大門，要先以虔誠恭敬的心存著四句話：「禮敬天地，師法自然，凡事感恩，時思回饋。」

「大自然親子交心感恩禪」是引導我們進入心靈世界之簡單而有效之法。個人行之以感恩消業、清淨思維、光明心地，進而達到親子靈性團圓。人人行之則必臻社會祥和、國泰民安、人人吉祥如意、家家幸福圓滿。願天下所有人均能與我們共享大自然親子交心感恩禪的益處。

⊙修持方式：

一、首先，盤腿而坐、或隨意而坐。雙手合掌於胸前，身心保持自然、放鬆、安靜之狀態。不方便合掌者，可置雙手於兩膝蓋處，掌心朝下。

二、虔誠恭敬、禮敬天地。

三、保持寧靜喜悅、放開心胸、開始感恩：

感恩父母生育、養育、教育之恩德。進而回想一具體事蹟以感恩之。若想不出任何事蹟，則應告誡自己，孝心還不完全，應再加強。

感恩子女、兒孫帶給我們的天倫之樂、喜悅之心。進而回想一具體事蹟以感謝之。若想不出任何事蹟，則可提醒自己，愛心還不完整，應再加強之。

（尚未生育子女者，可於晚輩中擇一對象實施之）

感恩夫妻或伴侶與我們同心協力、共建家庭。進而回想一具體事蹟以感恩之。若想不出任何事蹟，則應告訴自己，關心還不夠，應再加強。

（未婚者請於平輩中擇一對象實施之）

感恩社會各階層人士大家分工合作，帶給我們生活上之種種方便。並祝福全天下之親子，皆能相互感恩。

感恩大自然對我們生命的造化與滋潤，及對我們生活的照顧與安排。從今以後願意「師法自然、服務人群」。

透過大自然親子交心感恩禪在自然而然當中潛移默化，令我們重新回到大自然懷抱，再度接受大自然之孕育與教化。希望人人都能藉著大自然親子交心感恩禪之練習、以進行「心靈教育」，展現生命之美，完成人生豐富之旅。

後記

有一種原古的智慧，亙古以來即存在於天地之間的一種大智慧，它就像花香一樣，唯有花開成熟之時才能發現它的存在，一種自自然然的微妙存在。在有人類之前，它就存在於宇宙之間。所以，不是任何人去發明它，或者去創立門派。我們每一個人都有能力去發現它的存在，也有權利甚至有義務去發現它。

在印度發現它的人，就形成瑜珈，後來成為古印度教，更成為後來的佛教。

在中國發現它的人，就是道，後來成為道家，更成為後來的道教。原古之道不是屬於任何一個個人，也不屬於任何一個團體，它是屬於全人類所共有。

「原古之道，師法自然，感召有緣，傳承天地。」

——洪寬可（原古心靈教室創辦人）

一位令人敬仰的心靈導師，我們都稱他為寬可老師，一位樸實又認真、負責而細膩，體恤和寬弘的導師，他不願意被人稱為師父，不願意建立門派，他堅持：「只留原古之道，不留個人名號。」。這一切都是因為他已經明白了我們生命的本質，他洞悉了天地之間的傳承，然而，他只是謙卑地活在當下！希望每一個人都有機會認識「原古之道」一種非關宗教，直接從生命下手，改善生活的新思維，讓人人都能夠開啟心靈大寶藏，展現生命之美，完成豐富的人生之旅。

「教材在手，即可修行」一直是寬可老師努力的目標，因為老師最大的心願就是希望有心修行卻沒時間的人，可免於教室與家裡的奔波之苦，人人都可以輕輕鬆鬆的在家修行。而原古函授班就是以函授的方式，每個月把教材郵寄到家，以方便忙碌的現代人，讓每個人不必出門即可修行，以完成生命及生活的修行；讓每個人都能正確的生活，免於現世輪迴之苦，過著幸福快樂的人生。

原古函授班是二十幾年來原古之道最大的一個法緣，也是最特別的一個法緣，它的特色就是「廣開方便，普傳究竟，以神傳神，廣度有緣」，它所說的理及所傳的法都是屬於究竟級的，它有兩大主角：一個是「峨嵋一法」，一個是「心靈風水」。

「峨嵋一法」最主要的法益，就是能淨化生命訊息，也就是淨靈。峨嵋一法是透過淨化生命訊息的方式，讓每個有緣人的生命訊息都能夠得到淨化、平衡而不再互相衝突與矛盾，讓每一位有緣人都能夠過著幸福快樂的生活。」

那「心靈風水」就是要守護所有的有緣人，在天地靈場中『安四神定五嶽』，協助行者排除生活的障礙，所以老師說：「這次原古函授班所有的學員，等同於我們以前本著（原古之道，師法自然，感召有緣，傳承天地）所感召進來上課的原古行者或長老一樣，將會有原古之道歷代祖師所傳承下來的，為發心修行的人排除各種障礙之微妙法，以心靈風水守護所有的有緣人，在天地靈場中安四神定五嶽，轉動內在風水以增福慧，去除生活中的障礙。」

這是「原古心靈教室函授班」的簡單說明，不過再怎樣說明還必須請您親自體驗才真實，希望大家都能成為有緣人，大家都有機會得到淨靈，排除生活中的障礙，過著福慧圓滿的人生。

⊙參考資料：

科學人雜誌：第一二七期

王唯工：水的漫舞，大塊文化。

王唯工：氣血的旋律，大塊文化。

楊定一：真原醫，天下文化雜誌。

洪寬可：修行不難，原古心靈文化。

洪寬可：修行之要，原古心靈文化。

石原結實：體溫力革命，方舟文化。
周祥：解密生命，世界知識出版社。
提姆．傑克森：誰說經濟一定要成長？，早安財經。
賀定軒：人體波動論——關於氣循經絡的中醫機理研究之新假說。
洪寬可書房 http://www.hkk.com.tw
A 醫學百科 http://cht.a-hospital.com

大自然
心靈的故鄉
我們來自大自然
也將回歸大自然

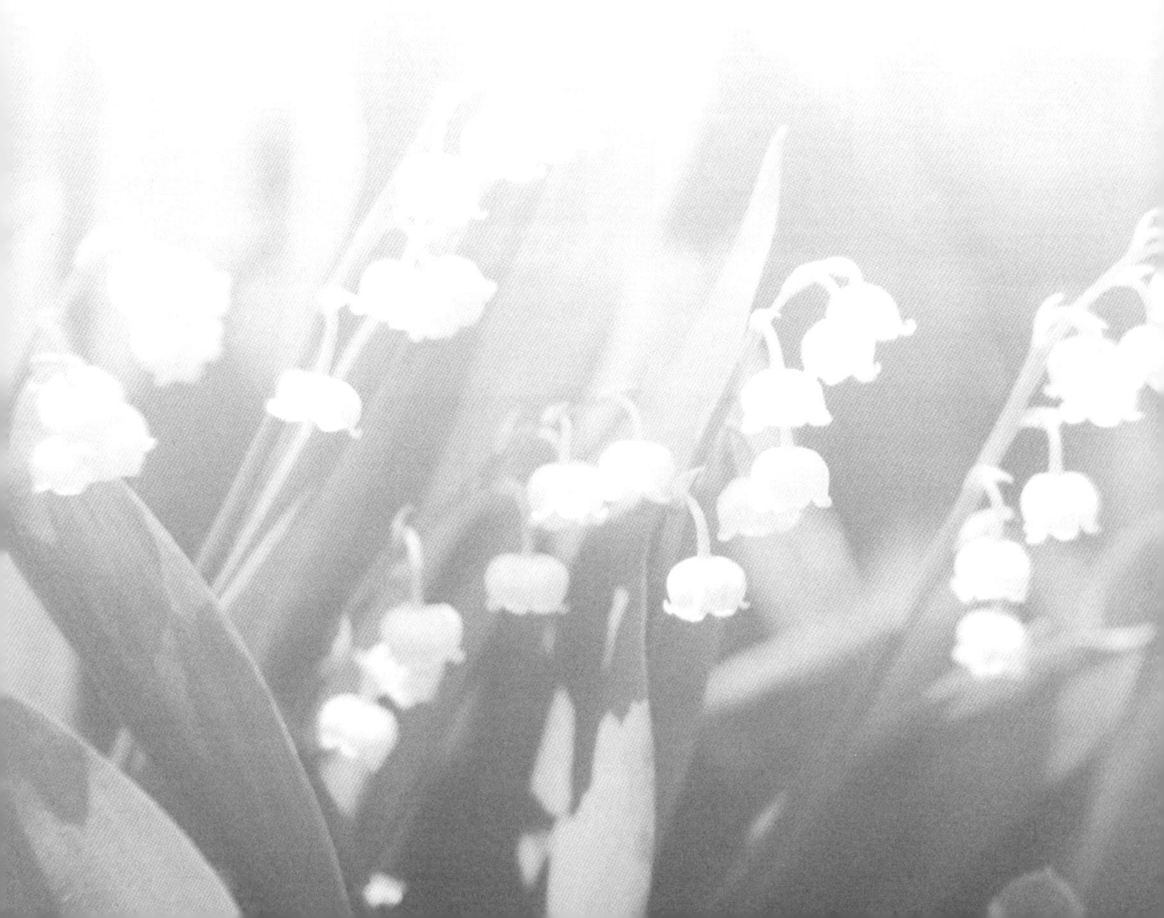

健康養生小百科好書推薦

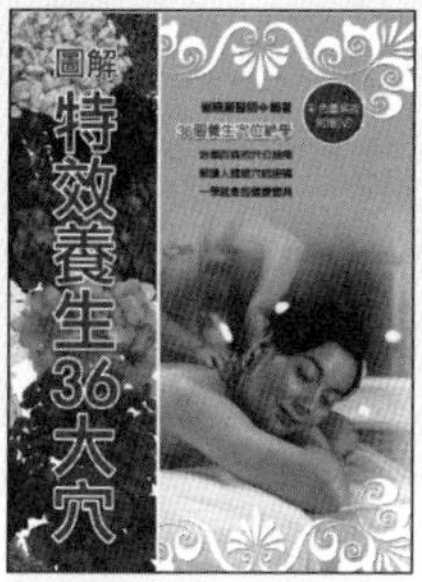

圖解特效養生36大穴
NT：300（附DVD）

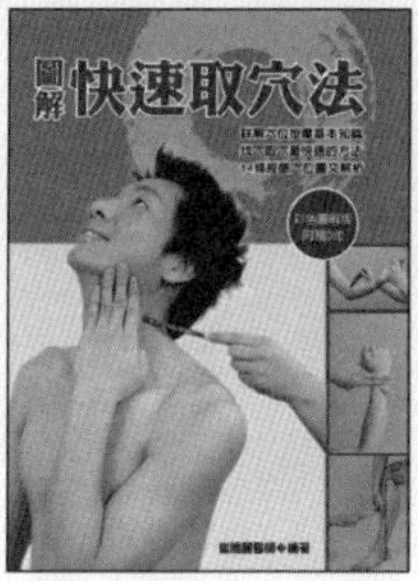

圖解快速取穴法
NT：300（附DVD）

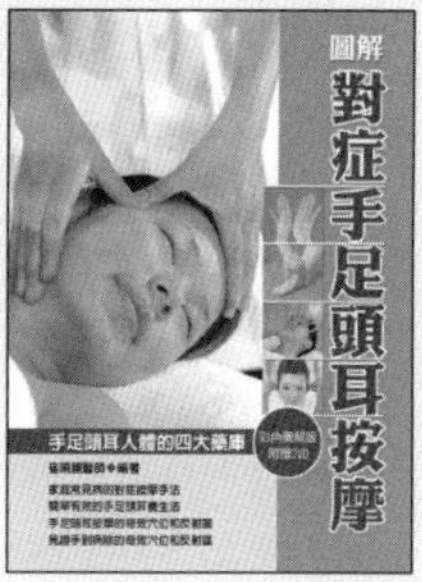

圖解對症手足頭耳按摩
NT：300（附DVD）

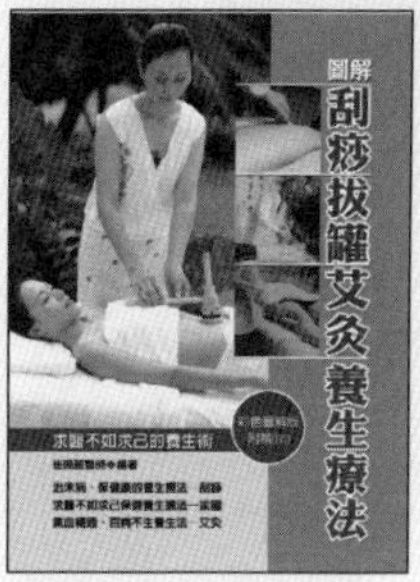

圖解刮痧拔罐艾灸
養生療法
NT：300（附DVD）

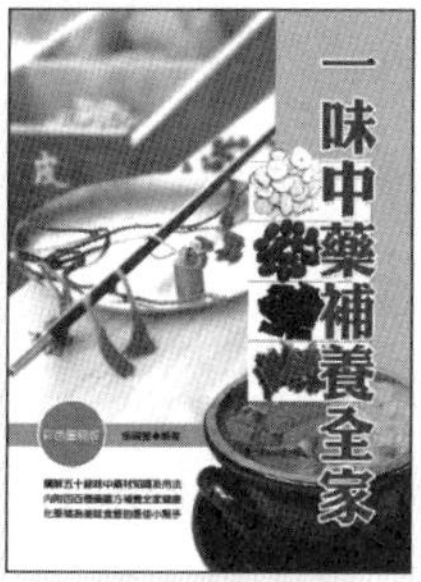

一味中藥補養全家
NT：280

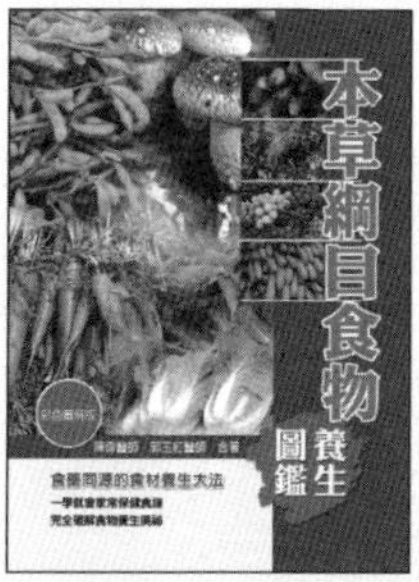

本草綱目食物養生圖鑑
NT：300

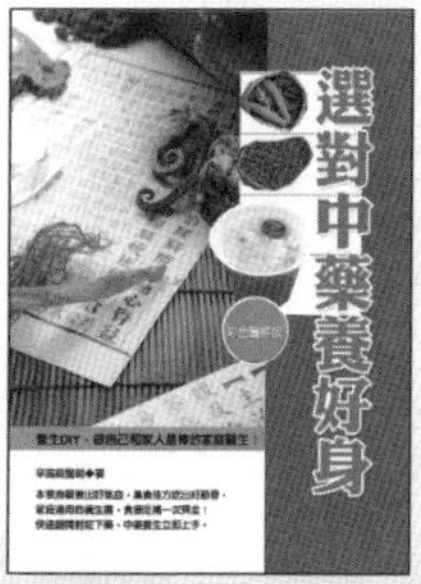

選對中藥養好身
NT：300

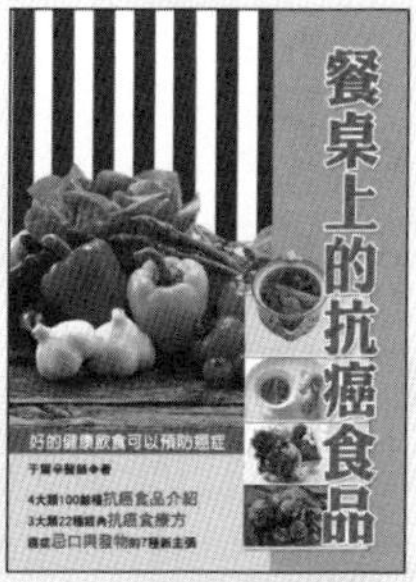

餐桌上的抗癌食品
NT：280

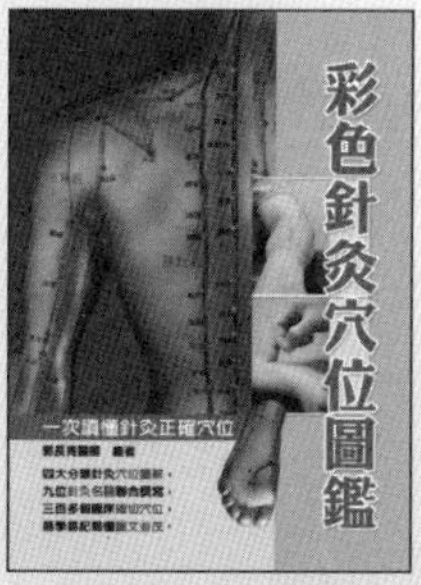

彩色針灸穴位圖鑑
NT：280

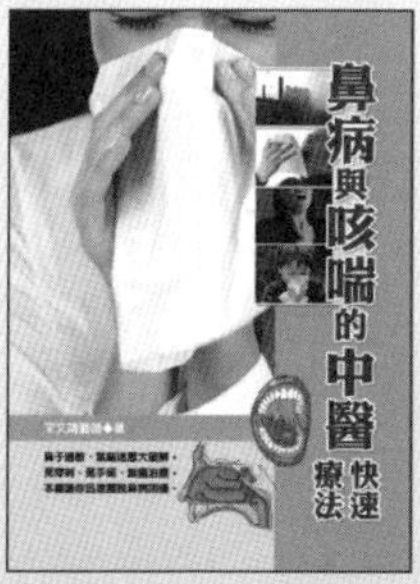

鼻病與咳喘的中醫
快速療法
NT：300

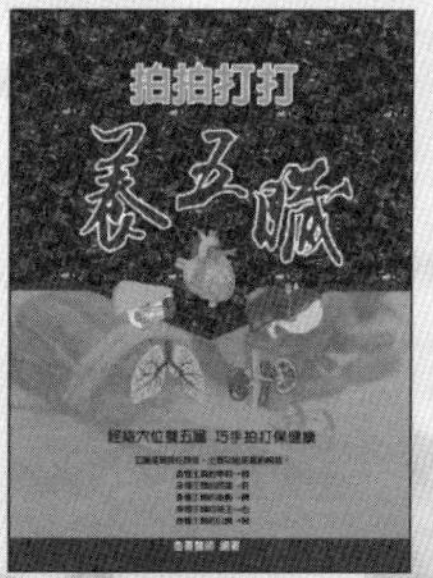

拍拍打打養五臟
NT：300

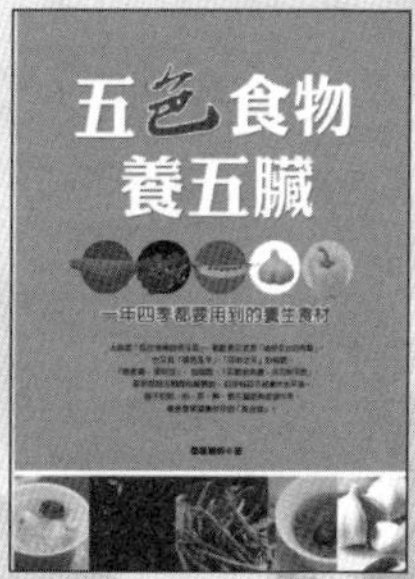

五色食物養五臟
NT：280

國家圖書館出版品預行編目資料

微妙的力量：大自然生命療癒法則 / 陳瑋作. --
初版. -- 新北市：華志文化, 2014.09
面；　公分. --（健康養生小百科；27）

ISBN 978-986-5936-93-8（平裝）

1. 自然療法　2. 健康法

418.99　　103014692

華志文化事業有限公司
系列／健康養生小百科 027
書名／微妙的力量：大自然生命療癒法則
作　　者　陳瑋
執行編輯　林雅婷
美術編輯　黃美惠
封面設計　黃雲華
文字校對　陳麗鳳
企劃執行　康敏才
總 編 輯　黃志中
社　　長　楊凱翔
出 版 者　華志文化事業有限公司
電子信箱　huachihbook@yahoo.com.tw
地　　址　116台北市文山區興隆路四段九十六巷三弄六號四樓
電　　話　02-22341779
印製排版　辰皓國際出版製作有限公司
總經銷商　旭昇圖書有限公司
地　　址　235新北市中和區中山路二段三五二號二樓
電　　話　02-22451480
傳　　真　02-22451479
郵政劃撥　戶名：旭昇圖書有限公司（帳號：12935041）
電子信箱　s1686688@ms31.hinet.net
出版日期　西元二〇一四年九月初版第一刷
售　　價　二六〇元

華志文化

華志文化